T0224318

LA REFUNDACIÓN DE LA ATENCIÓN PRIMARIA

LA REFUNDACIÓN DE LA ATENCIÓN PRIMARIA

Vicente Ortún (Dir.)
Centro de Investigación en Economía y Salud, CRES
Universidad Pompeu Fabra, Barcelona

Springer Healthcare

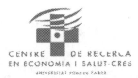

CENTRE DE RECERCA
EN ECONOMIA I SALUT·CRES
UNIVERSITAT POMPEU FABRA

Cátedra
UPF-SEMG-Grünenthal
de Medicina de Familia y Economía de la Salud

Colección *Economía de la salud y gestión sanitaria*
Director *Vicente Ortún, CRES-UPF*

Para la realización de este trabajo los autores han contado con el apoyo incondicionado de la Cátedra UPF-SEMG-Grünenthal de Medicina de Familia y Economía de la Salud

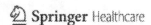 **Springer** Healthcare

Springer Healthcare Ibérica SL.
Calle Arte 27- 2º A - 28033
Madrid | Spain
www.springerhealthcare.com

ISBN 978-84-938062-0-0
Depósito Legal: M-45654-2011

Índice de capítulos

CAPÍTULO 4

La prescripción farmacéutica en Atención Primaria. Mucho más que un problema de gasto

Gabriel Sanfélix-Gimeno, Salvador Peiró y Ricard Meneu

CAPÍTULO 5

Salvador Peiró, Ricard Meneu, Gabriel Sanfélix-Gimeno y Ferrán Catalá-López

CAPÍTULO 6

Juan Gérvas y Mercedes Pérez

CAPÍTULO 7

Francisco Hernansanz Iglesias

Autores

PATRICIA BARBER

Profesora Titular en el Departamento de Métodos Cuantitativos en Economía y Gestión de la Universidad de Las Palmas de Gran Canaria. Investigación en Economía de la Salud, con énfasis en la utilización de modelos de simulación y en los modelos estructurales de ecuaciones simultáneas. Colabora en diversos proyectos de Cooperación Internacional (Ecuador, Cabo Verde), con programas nacionales para el desarrollo y perfeccionamiento de la formación superior en economía de la salud y gestión sanitaria (Brasil, Perú) y como miembro activo de organizaciones privadas para la cooperación con África: Fundación Farrah (Senegal, Mauritania, Sáhara).

FERRÁN CATALÁ

Doctor en Farmacia, Máster en Métodos Cuantitativos de Investigación en Epidemiología y en Economía de la Salud. Es investigador asociado de la Fundación Instituto de Investigación en Servicios de Salud, así como investigador del área de investigación en servicios de salud del Centro Superior de Investigación en Salud Pública (CSISP). Su actividad se orienta principalmente hacia cuestiones relacionadas con la salud de las poblaciones, los estudios de carga de enfermedad y la evaluación de medicamentos.

JUAN GÉRVAS

Licenciado y Doctor en Medicina por la Universidad de Valladolid. Coordinador del Equipo CESCA (Madrid, España). Ha compatibilizado la práctica como médico general en Madrid, sistema sanitario público (casi 30 años en el centro de la urbe y 10 años en la Sierra Norte) con la docencia e investigación. En la actualidad es profesor visitante del Departamento de Salud Internacional de la Escuela Nacional de Sanidad, y profesor honorario del Departamento de Salud Pública de la Facultad de Medicina de la Universidad Autónoma de Madrid.

BEATRIZ GONZÁLEZ

Catedrática del Departamento de Métodos Cuantitativos en Economía de la Universidad de Las Palmas de Gran Canaria. Investiga sobre tabaco y otras drogas, financiación, utilización de medicamentos y recursos humanos para la salud. Distinguida en 2009 como Hija Adoptiva de Las Palmas de Gran Canaria y miembro del Consejo Social de la ciudad. Representante de la Comunidad Autónoma de Canarias en el Comité Consultivo del Sistema Nacional de Salud y Miembro del Consejo Asesor de Sanidad de España hasta 2007.

FRANCISCO HERNANSANZ

Licenciado en Medicina por la Universidad de Zaragoza y especialista en Medicina Familiar y Comunitaria ejerciendo en el Centro de Atención Primaria Nord de Sabadell, Barcelona. Impulsor y subdirector de la Cátedra Universidad Pompeu Fabra-Sociedad Española de Médicos Generales y de Familia-Grünenthal de Medicina de Familia y Economía de la Salud. Se ratificaría en la elección de su especialidad si tuviese el mismo tutor.

RICARD MENEU

Licenciado en Medicina y Cirugía, Doctor en Economía, Máster en Economía de la Salud y Especialista en Medicina Preventiva y Salud Pública. Como Vice-Presidente de la Fundación Instituto de Investigación en Servicios de Salud (IISS), a través de la que desarrolla su actividad investigadora, ejerce de Editor Jefe de *Gestión Clínica y Sanitaria* (GCS). Entre sus publicaciones de esta década, además de numerosos artículos en revistas sanitarias, destacan algunos libros y capítulos de libro, como *Variabilidad de las decisiones médicas y su repercusión sobre las poblaciones; Evaluación del buen gobierno sanitario. Algunas reflexiones para su mejora, Elementos para la gestión de la prescripción y la prestación farmacéutica; La investigación sobre desigualdades en utilización de servicios sanitarios y sus distintos abordajes; Innovaciones en gestión clínica y sanitaria; etc.*

VICENTE ORTÚN

Decano de la Facultad de Ciencias Económicas y Empresariales de la Universidad Pompeu Fabra. Vocal de la Junta de Gobierno de CRES-UPF, centro consolidado de investigación y premio a la transferencia de conocimiento. MBA ESADE, M. Sc. Purdue University, Ph D en Economía Barcelona, estudios de doctorado en Salud Pública en Johns Hopkins y visitante del MIT. Amplia experiencia profesional fuera y dentro de la universidad. Ha presidido tanto la Asociación de Economía de la Salud como la Sociedad Española de Salud Pública y Administración Sanitaria.

MERCEDES PÉREZ

Licenciada en Medicina, miembro del Equipo CESCA, especialista en Medicina Interna, con experiencia de casi cuatro décadas de médico general en el sistema sanitario público, en Madrid (en zonas urbanas de clase media y de clase baja y en área rural montañosa). Responsable de ética en la Red Española de Atención Primaria y en NoGracias. Lee, estudia y publica sobre organización de servicios, práctica clínica y ética.

SALVADOR PEIRÓ

Especialista en Medicina Preventiva y Salud Pública y Doctor en Medicina. Presidente de la Fundación Instituto de Investigación en Servicios de Salud. Tras un largo periodo en la Escuela Valenciana de Estudios de la Salud, actualmente dirige el área de Investigación en servicios de salud del Centro Superior de Investigación en Salud Pública (CSISP) de la Generalitat Valenciana. Es autor de algo más de un centenar de artículos en revistas indexadas, así como de diversos libros y otras publicaciones. Sus principales líneas de investigación incluyen las variaciones en la práctica médica, la utilización inadecuada de la hospitalización y otros aspectos de la utilización de servicios sanitarios, estudios de utilización de medicamentos y farmacoepidemiología, el desarrollo de indicadores para la evaluación de centros sanitarios y la investigación en resultados de salud.

GABRIEL SANFÉLIX

Licenciado en Farmacia y Doctor en Salud Pública, Máster en Economía de la Salud y del Medicamento y Diploma de Especialización en Farmacoeconomía y Análisis del Uso de Medicamentos. Actualmente es investigador en el área de Investigación en servicios de salud del Centro Superior de Investigación en Salud Pública (CSISP), dependiente de la Dirección General de Salud Pública de la Conselleria de Sanitat de la Generalitat Valenciana. Es autor de diversos artículos en revistas indexadas, así como de otras publicaciones. Sus principales líneas de investigación incluyen las variaciones en la práctica médica, los estudios de utilización de medicamentos y la investigación en resultados de salud, centrándose fundamentalmente en el área de farmacoepidemiología.

CAPÍTULO 1

Introducción

Vicente Ortún Rubio

La situación de partida es conocida y está bien documentada[1-3]. Hace un siglo la Medicina ni siquiera era flexneriana; todo era Atención Primaria (AP), no existían las especialidades en el mundo. Hace 50 años, después de la Segunda Guerra Mundial, se crea el Estado del Bienestar propiamente dicho, que garantiza la protección de los derechos sociales, como el de la protección de la salud. En España hace menos tiempo de esto.

El pasado no suele repetirse ni cabe perseguir Arcadias que solo existieron en nuestra imaginación. Por eso este capítulo, tras unos retazos iniciales recordatorios de nuestro punto de partida, se centra en las vías de "refundación" de la AP, ora más centradas en contenidos, ora más enfocadas hacia una mejor integración pero nunca excluyentes entre sí.

Punto de partida

- Percepción de la frecuentación como exógena. Los pacientes llueven —o diluvian— como si de una meteorología incontrolable se tratara. ¿Dónde queda la gestión de la utilización atribuible a la AP? A partir del informe resumen evolutivo del Sistema Nacional de Salud 2007-2009 del Ministerio de Sanidad y Política Social[4], y utilizando la aproximación de Salvador Peiró (ajustes por mutualidades y usuarios) tendríamos anualmente:
  — 250 millones de visitas a médicos de AP.
  — 150 millones de visitas a Enfermería de AP.
  — 40 millones de visitas a pediatras de AP.
  — 100 millones de visitas a otros especialistas.
  — 30 millones de urgencias hospitalarias.
  — 6 millones de ingresos en hospitales de agudos.
  — 1.000 millones de recetas.

- Falta de autonomía y fascinación tecnológica que prima la endoscopia sobre la "exoscopia", e invierte indebidamente la pirámide tecnológica que debe continuar teniendo en su base la historia clínica y la exploración física[5].
- Regulación inadecuada que lleva a contenidos burocráticos y escasa flexibilidad en la distribución de tareas dentro de los centros según la capacidad resolutiva. Se adquiere el liderazgo organizativo (Kaiser) cuando se sabe "gestionar la utilización" y coordinar la atención, cuestión esta de AP, pero también de teleasistencia, financiación capitativa, planificación, atención apoyada en historia clínica útil, e-consultas, redistribución del trabajo entre los miembros de equipo, etc.
- Dificultades objetivas: cada vez resulta más difícil "coordinar y motivar". Coordinar la atención a enfermos pluripatológicos con limitaciones en las actividades de la vida cotidiana; incentivar para que cada integrante de la organización, y también los pacientes, cumplan con los cometidos asignados en la división del trabajo.
- Percepción de la prescripción como inducida, falso problema que esconde las carencias de la gestión de la prescripción[6]. Si un grupo de medicamentos no se financia públicamente en Suecia no tiene por qué financiarse en España, especialmente si se considera que España presenta el segundo mayor consumo farmacéutico del mundo[7], medido en dosis diarias definidas. ¡Solo Estados Unidos gana a España!
- Coyuntura de recortes presupuestarios que obliga a un profesionalismo renovado que sabe priorizar clínicamente exploraciones y tratamientos, así como gestionar, también con criterios sociales, listas de espera[8] o frecuentaciones. Donde los presupuestos sean capitativos será más fácil; donde se financie actividad y se entre en el juego insensato de negociar recortes lineales homogéneos, sin atender a su impacto sobre cantidad y calidad de vida, se pueden colocar cargas de profundidad que afecten a la navegabilidad del barco común que nos emplea. La solvencia de nuestro sistema sanitario financiado públicamente requiere de la complicidad ilustrada de los profesionales, los únicos que saben cómo asignar unos recursos recortados a los problemas existentes sin que los resultados se vean afectados en términos de salud (i.e. realizar una correcta gestión clínica). En ocasiones menos exploraciones, consultas, intervenciones o prescripciones puede ser mejor. Existe sobrada disposición individual a pagar por los servicios sanitarios en función de la renta, la riqueza y la proximidad a la muerte. Lo que se necesita, no obstante, es disposición colectiva a pagar impuestos para sostener un sistema sanitario que permita asignar los recursos según la necesidad clínica o sanitariamente establecida.

Crisis de fe: ¿hay que seguir apostando por la Medicina de Familia?

¿Hay que seguir apostando por un sistema que incumple nuestras expectativas como usuarios, no satisface a sus protagonistas y, además, los profesionales del futuro lo rehúyen?

Atención Primaria: no solo médicos ni exclusivamente primaria

Tal como escriben Patricia Barber y Beatriz González López-Valcárcel[9] en esta obra, la crisis de identidad y prestigio de la Medicina Familiar y Comunitaria (MFC) no implica crisis de la AP, ya que Pediatría goza de excelente cotización en el MIR, lo mismo que las plazas de Enfermería en centros de salud. La MFC sigue una senda de deterioro desde 2004-2005 (ocupaba el puesto 38 de 47) hasta el puesto 44, solo por delante de las tres especialidades de escuela. Hay riesgo de que MFC quede todavía peor posicionada cuando se oficialice Urgencias como especialidad. Hasta ahora Urgencias ha venido funcionando como especialidad de facto, y en torno al 40% de los médicos con contrato de Urgencias son especialistas, la mayor parte de ellos en MFC.

La gran paradoja: cuando la sociedad necesita más que nunca de una atención coordinada (también con servicios sociales) la Medicina de Familia cotiza a la baja

Como anotó Ricard Meneu en el blog de Gestión Clínica y Sanitaria[10]: "Cada año la elección de plazas MIR muestra la cotización de las distintas especialidades en esa curiosa bolsa laboral. Los inversores explicitan sus expectativas sobre el valor futuro de cada una de ellas. Este año 2011 el parquet MIR ha confirmando las tendencias apuntadas en las últimas sesiones, una elevada cotización de Cirugía Plástica y Dermatología y un bajo aprecio de Medicina Familiar y Comunitaria. Si el año pasado la primera `compradora´ de Medicina de Familia tenía el número 234, éste podríamos decir que su primera compradora tenía el 210, la segunda estaba situado 210 puestos detrás, la misma distancia que la separaba del tercero, a éste del cuarto y la misma respecto a la quinta, pues de los primeros 1.050 `inversores´ sólo 5 han elegido la especialidad que se asume piedra angular del sistema. Aunque en realidad el primer numero que `compró´ MFC este año fue el 700, lo que matiza la elevada dispersión en el ordinal que ostentan los electores de esta especialidad, cuya media la sitúa sólo por delante de las tres especialidades de escuela.

Al menos en el último lustro la elección de Medicina de Familia sigue una senda de deterioro, sin que la sobreabundancia de plazas pueda explicar su pérdida de cotización, atribuible más bien a pérdida de atractivo. Se apunta que el deterioro no afecta a la Atención Primaria sino sólo a la Medicina de Familia, por más que la Pediatría, con mucha mejor cotización, tenga encarnaciones más variadas.

En cualquier caso, intranquiliza —o debería hacerlo— la escasa fe de los compradores en una especialidad a la que fiamos la calidad y eficiencia del sistema. Y más aún la desidia de los reguladores, preocupados, a lo sumo, por atender las reclamaciones de los antiguos accionistas, en lugar de preocuparse por las señales que emiten los nuevos inversores y los usuarios de una empresa —esta vez sí— realmente estratégica".

La refundación de la Atención Primaria

Lo que vale se paga: diferenciar sueldos y condiciones de trabajo para hacer más atractiva la Medicina general, la Pediatría y la Enfermería de Atención Primaria

Se ha discutido bastante últimamente cómo podría mejorarse la contratación colectiva en España. Una de las ideas-fuerza consiste en hacer depender las condiciones de trabajo de la productividad de cada centro. Tratándose de empresas, y siendo la productividad un concepto difícil de medir, parecería más sensato seguir las recomendaciones de Vicente Salas y Emilio Huerta[11], y utilizar el "valor económico añadido" por cada empresa, algo de cálculo relativamente sencillo a partir de la cuenta de pérdidas y ganancias que cualquier empresa realiza.

En el caso de centros sanitarios la referencia a "valor económico añadido", a partir de una cifra contable de beneficios, pierde sentido. Mantiene vigencia, en cambio, la idea de que las condiciones de trabajo de los profesionales de un centro pueden estar parcialmente relacionadas con el desempeño y calidad comparativa de su centro.

En otros lugares hemos identificado tanto la "esclerosis" de oferta, como la utilización desbocada como las variables que agravan el pronóstico de nuestro sistema sanitario[12]. También hemos propuesto 7 medidas que pueden permitir la flexibilización de la oferta[13] para combatir precisamente su esclerosis. En capítulos posteriores se insiste sobre las mismas y se aborda detalladamente la utilización inadecuada.

Flexibilizar condiciones de trabajo y diferenciar sueldos

Tal como se recoge en el capítulo 3: "La Administración Pública no puede renunciar al uso de la negociación individual de las condiciones de trabajo para abordar el déficit de enfermeras de AP, pediatras o médicos generales en determinadas zonas, franjas horarias y funciones. La flexibilización de las condiciones de trabajo puede producirse en todas sus dimensiones: dedicación (importantísimo fomentar la dedicación parcial y la flexibilidad de horarios en una profesión muy feminizada), funciones asistenciales y variedad a lo largo de la carrera profesional de los componentes asistencial, docente, gestor e investigador de los diferentes puestos de trabajo que puedan desempeñarse".

"Los sueldos vienen, en última instancia, determinados por la oferta y la demanda, lo cual no implica que el regulador esté satisfecho con el *dictum* del mercado, del que puede esperarse poca valoración del 'esperar y ver', escaso aprecio a la silla marañoniana como mejor instrumento diagnóstico, y sí, en cambio, fascinación tecnológica acrítica".

Medicare y casi todas las *Health Maintenance Organizations* de Estados Unidos calculan las tarifas que se han de pagar a los proveedores de servicios sanitarios con una escala relativa de valores desarrollada a partir del trabajo seminal de Hsiao et al[14]. Este sistema de pago no tiene especial interés en estos momentos; primero, por basarse más en medidas de esfuerzo que de resultado y, segundo, por estar excesivamente capturado por los regulados. No obstante, detrás del artículo ya citado de Hsiao subyace una motivación que mantiene su actualidad: no cabe fiar a un mercado repleto de fallos y asimetrías informativas la valoración de la contribución de cada especialidad y servicio sanitario a lo que realmente interesa, esto es, producir cantidad y calidad de vida. De ahí que no sea descabellado plantear una cierta corrección de dichas valoraciones (sueldos de especialistas, por ejemplo) cuando se trata de garantizar el acceso en función de la necesidad a unos servicios financiados públicamente. No estamos hablando de demanda sufragada por un individuo soberano de todos los caprichos que su bolsillo permita. Se trata de mantener una voluntad colectiva de pagar por los servicios sanitarios, lo que exige ser consciente tanto de su efectividad relativa como de sus costes... e intentar actuar sobre esos costes cuando se crea que están gravemente distorsionados. Hsiao se centró en variables de esfuerzo (tiempo, esfuerzo mental, conocimiento, juicio clínico, habilidad técnica, esfuerzo físico y estrés psicológico) para proponer una valoración relativa de las especialidades. Hoy nos centraríamos más en variables de resultado final manteniendo las actualmente disponibles de resultados intermedios, con los mínimos ajustes posibles (clase social, principalmente).

Reducir el cuello de botella licenciatura-MIR, recertificar, fomentar la troncalidad y las pasarelas y acabar con la segmentación geográfica

Conviene aumentar el *numerus clausus* y reducir el cuello de botella licenciatura-MIR, así como separar conceptualmente la formación del empleo. La formación MIR tiene que concebirse para cubrir las necesidades futuras de especialistas en toda la red pública y privada del país, y no solo las necesidades de empleo fijo de la red propia o concertada de la comunidad autónoma. La formación médica podría ser incluso un servicio exportable en la medida en que no tuviera que financiarse públicamente: la financiación pública de la formación conviene que decrezca según aumentan los beneficios individuales que comporta para que, en cambio, aumente dicha financiación pública allá donde los beneficios sociales son mayores, como suele ocurrir con la educación en las etapas iniciales de la vida, particularmente en familias desestructuradas y desfavorecidas, pues aquí está la clave de la igualdad de oportunidades entre los individuos en una sociedad.

Recertificar ayudaría a evitar la poco deseable polarización entre "excelentes que no emigran" y "deprimentes que pasan el MIR con puntuación negativa pero con convenios bilaterales que facilitan el acceso". A los médicos españoles les ha sucedido lo mismo que a los vendimiadores hace tres décadas: hay flujos tanto de salida como de entrada, como corresponde a un país intermedio entre América Latina y Escandinavia, con una precariedad y condiciones laborales también a medio camino. Un sistema de acreditación y reacreditación profesional de los médicos ayudaría a resolver varios problemas, tanto de información —registro vivo de profesionales en ejercicio— como de calidad —filtro para todos los que ejercen la profesión en el país—. Además, contrarrestaría en alguna medida la tendencia a la "funcionarización" de la profesión médica, porque el personal estatutario también tendría que reacreditarse. Otra ventaja es que las propias organizaciones profesionales de médicos podrían asumir la tarea de evaluar la calidad de sus miembros, en lugar de dejarlo en manos de órganos o procedimientos administrativos.

En Sos Espases, Palma de Mallorca, había obras 4 meses después de su inauguración: la telemonitorización de pacientes elimina la necesidad de tabiques transparentes. En general, el cambio tecnológico y otros factores redefinen profesiones: conviene fomentar la troncalidad y las pasarelas entre especialidades. Cambiando la formación de los especialistas se puede flexibilizar la oferta. La lista de especialidades médicas española se ha mantenido prácticamente inalterada durante décadas. La troncalidad de algunas especialidades, la fusión de otras, la definición de pasillos y posibilidades de reciclaje entre especialidades, y una regulación clara de las áreas de capacitación específica, son tareas pendientes esenciales que requieren el concurso de las comunidades autónomas, del Estado y de las organizaciones profesionales.

Acabar con los 800 mercados de especialistas de España

Cuarenta y siete especialidades por 17 autonomías: unos 800 mercados solo en España. El récord europeo de 47 especialidades puede superarse si se efectúa la creación de 4 nuevas especialidades anunciada por la actual ministra del ramo. Hay que recuperar la dimensión suprarregional del mercado de médicos, perdida con las autonomías, y fomentar la movilidad interior y la flexibilidad y cooperación entre comunidades autónomas, incluyendo posibilidades de traslado de facultativos. Se aumentaría así el tamaño de los mercados, que es esencial en las especialidades de mercados "estrechos" (con muy pocos efectivos). La internacionalización creciente de la profesión médica, con el fenómeno sin precedentes de la movilidad internacional, es un problema si la formación de los médicos foráneos es deficiente y las diferencias culturales resultan ser abismales, pero también es una solución. Por una parte, amplía el tamaño del mercado, con lo que mitiga la gravedad de los déficits o superávits coyunturales, permite compensar los excesos de unos lugares con los déficits de otros y mejora, en definitiva, la capacidad de adaptación a las circunstancias del corto plazo. La diversidad cultural de los profesionales puede ser un valor añadido cuando los pacientes provienen de un país progresivamente heterogéneo. Encaja en el cambio de patrón multicultural de los pacientes, que podrán consultar con profesionales lingüística y culturalmente afines. Aunque la movilidad internacional es una válvula de escape y un mecanismo de flexibilidad del mercado de gran valor, es preciso garantizar sistemas de acreditación de la calidad suficientes para los médicos extranjeros que vienen a España, y buscar vinculaciones laborales flexibles que eviten la "funcionarización" vitalicia.

¿Autonomía de gestión para los centros de Atención Primaria y competencia por comparación?

Potenciar el trabajo por cuenta propia de forma asociada y dar poder de compra a la AP sobre la Especializada optativa constituyen formas de favorecer la autonomía de los equipos de AP, siendo Cataluña el lugar en el que se dispone de mayor experiencia. Las 4 evaluaciones realizadas señalan mayor satisfacción de los profesionales y resultados clínicos y de satisfacción de usuarios más dependientes de los sanitarios implicados que de las formas organizativas[15]. En cualquier caso, continúan predominando los estatutarios, "herederos del Insalud" en palabras de Albert Planes, siendo minoría tanto los laborales de AP que trabajan en organizaciones integradas lideradas por hospitales, como los laborales o propietarios de las entidades de base asociativa (EBA). Las EBA se han enfrentado a fuertes resistencias políticas y sindicales. En otras comunidades autónomas, desde hace más de 10 años en Valencia con el modelo Alcira, como Madrid y su área única, o el reciente énfasis en la atención integrada a crónicos del País Vasco, se están impulsando transformaciones organizativas que afectarán claramente a la AP, transformaciones de las que cabría esperar un aumento en la demanda de profesionales para AP.

Al igual que en el párrafo anterior se ha resaltado que lo que importa, en cuanto a resultados, son los profesionales más que los contratos o las entidades gestoras, de nuevo hay que insistir en este párrafo en que más importante que una forma organizativa (pública o privada, anónima o limitada, cooperativa o fundación, etc.) es el grado de competencia al que esté sometida una organización (la que sea). Garantizar "la inmortalidad" lleva al estancamiento de personas y organizaciones. La innovación resulta de la necesidad. Conviene instaurar la competencia por comparación[16], que no implica mercado alguno. Este tipo de competencia por comparación o competencia gestionada es el que puede aplicarse incluso a organizaciones mucho más monopólicas que las sanitarias, como la Agencia Tributaria o la FIFA: ¿no resultaría salutífero comparar recaudaciones y actas entre inspectores del mismo tributo ajustando por las bases imponibles de sus demarcaciones? ¿No sería mejor subastar el país que organiza los campeonatos mundiales de fútbol? Para los hospitales puede afirmarse, además, que la competencia, o como mínimo la percepción de la misma, contribuye a la mejora de los resultados clínicos[17].

Si el título de este epígrafe se ha situado entre interrogantes es porque una cosa son los apriorismos y otra los efectos, con frecuencia imprevisibles, de las políticas. En ausencia de evaluaciones independientes y creíbles acerca de, por ejemplo, las concesiones administrativas, conviene guiarse por la prudencia de profesionales sensatos, con amplia experiencia clínica y gestora, como la Dra. Montserrat Figarola, quien no acaba de apreciar que exista capacidad política reguladora suficiente para que operasen de forma generalizada las EBA. Al fin y al cabo, esas mismas limitaciones que han impedido una descentralización efectiva de los servicios sanitarios producidos públicamente, pueden llevar a pronosticar una incapacidad reguladora de la producción concertada de servicios sanitarios (concesiones, EBA, etc.).

Dejar de hacer para poder hacer

Años de exceso de médicos han llevado a una subocupación profesional que aconseja que se dejen de hacer funciones que pueden mecanizarse o pueden ser desempeñadas igual o mejor por otros profesionales. Particularmente en AP, y tal como, entre otros, viene defendiendo Josep Casajuana[18], hay que revisar por completo los contenidos administrativos de las consultas: realizar las actividades administrativas fuera de las consultas, cuestionar y compartir con otros profesionales todas las actividades autogeneradas (básicamente controles de crónicos), incluida la propia definición de enfermo crónico (no hay control sin autocontrol), e implicar intensamente a la Enfermería en la asistencia a las enfermedades agudas.

En España existen experiencias, como la de CASAP, de asistencia a enfermos agudos compartida entre médicos y enfermeras que parecen ofrecer buenos resultados. Es preciso, en cualquier caso, valorarlas y ser conscientes de que su generalización chocará con la heterogeneidad de la Enfermería en España, donde atendiendo únicamente al criterio de formación, coexisten antiguos ATS de cuarto de bachiller y reválida con doctores en Enfermería con notas excepcionales en las pruebas de acceso a la universidad.

Especialmente, en los equipos de AP los profesionales deben disponer de una autonomía de gestión que les permita definir su propia estructura y organización, repercutiendo en ellos el resultado (positivo o negativo) de su gestión[19]. Esta autonomía de gestión puede llegar hasta la personalidad jurídica propia (las EBA de Cataluña) efectuando, eso sí, una mayor profilaxis de los cortocircuitos que el incentivo de lucro puede introducir[20].

Low cost Medicine

Necesitamos *low cost Medicine*. No se pueden solicitar pruebas e instaurar tratamientos porque están disponibles antes de que se establezca su importancia, se determine su seguridad y su ratio beneficio-coste haya sido calculado[21]. Desafortunadamente, aunque una AP reencarnada "pudiera hacer" la Medicina sensata y de bajo coste, se requieren cambios no solo en la práctica médica, sino también en la educación de la población, el sistema regulatorio y las fuerzas que determinan el sentido del cambio tecnológico en sanidad.

Seguir a Confucio: capitación[22]

Los sistemas capitativos ajustados por riesgo tratan de reflejar las necesidades relativas de gasto sanitario de una población integrada por individuos heterogéneos. En la medida en que dichas asignaciones reflejen adecuadamente las necesidades sanitarias, la asignación de recursos resultante representará una asignación equitativa desde el punto de vista de la igualdad de oportunidades de acceso a los servicios para una misma necesidad. Ahora bien, el empleo de fórmulas capitativas con carácter prospectivo requiere:

1. Evitar las tentaciones a la reducción de la calidad a través de la competencia en costes unitarios (y vía comparaciones relativas). La mejor forma de preocuparse por la calidad es tener que internalizar los costes (pérdida de usuarios, mala imagen, etc.) que su falta origina.
2. Favorecer la elaboración y difusión de información sobre calidad asistencial (empezando por la que ya existe) ajustando debidamente por las variables no imputables al proveedor.
3. Capacidad de elección por parte del usuario para aquellos servicios sanitarios que reúnan suficientes rasgos de "experiencia" e "información": cirugía electiva, Atención Primaria, etc.

Cuando un proveedor es responsable de la atención sanitaria a una población determinada resulta más fácil acabar tanto con las retenciones como con las derivaciones indebidas: se "descubre" que la atención debe proporcionarse en el nivel asistencial (Primaria, Especializada, Sociosanitaria, Mental…) que ofrezca mayor capacidad resolutiva para un determinado problema de salud. La capacidad resolutiva debe entenderse simplemente como una comparación entre las mejoras en desenlaces (síntomas paliados, casos evitados, recuperaciones conseguidas, años de vida ganados…) en relación con los costes asociados a cada alternativa.

En el Informe Técnico para la mejora de la Atención Primaria en Galicia[23] se propusieron contratos capitativos (capitación, lista de pacientes y función de filtro de entrada) y atribución de presupuestos a través de la derivación del médico de AP (el dinero sigue al paciente derivado desde Primaria a Especializada y/o a servicios sociales). Esta capitación corregida (morbilidad, edad, condiciones sociales, dispersión geográfica, etc.) como base, en torno al 40% del total, se complementaría con salario y pago por acto en alguna ocasión (techo natural, ayuda a registro y actividad que deba estimularse). La capitación constituye mucho más que una forma de pago; se trata de una potente palanca para la articulación asistencial y la autonomía de los micro-equipos asistenciales.

Los sistemas de financiación capitativa han tenido un notable desarrollo, particularmente en Holanda, otro de los países líderes en AP junto con la citada Dinamarca y el conocido Reino Unido. En España los refinamientos técnicos[24] que pueden potenciar mejoras en la AP requieren de una mejor política para que pueda alcanzarse una mejor gestión.

Atención estratificada, más allá de las "mancias", con los biomarcadores más válidos y predictivos

Toda atención sanitaria debe estar centrada en el paciente, aunque solo en raras ocasiones, como con las autovacunas oncofágicas, el tratamiento sea estrictamente individual. Mucho más habitual es la Medicina estratificada sobre un individuo que comparte un marcador con otros.

La Quiromancia nos informa de que cuanto más larga sea la línea de la vida (nace entre los dedos pulgar e índice y desciende bordeando el monte de Venus acercándose a la muñeca) más larga será la vida del que la posea. La Genomancia, en cambio, y con parecido fundamento, pretende utilizar la longitud de los telómeros como predictores de esa duración. Afortunadamente se dispone de otros biomarcadores válidos; desde una Medicina centrada en el paciente mejor seguir a William Osler (más importante conocer qué tipo de paciente tiene una enfermedad que diagnosticar qué tipo de enfermedad tiene un paciente) y alterar un poco el arranque de Anna Karenina (todas las familias "infelices" se parecen) y hablar de "marcadores" socioeconómicos: la posición social de cada individuo (clase, educación, ocupación, sexo, etnia, renta…) que condiciona su exposición a los factores de riesgo materiales, psicosociales y de comportamiento, así como su vulnerabilidad a los mismos. Se precisa pues de una Medicina estratificada según los marcadores más relevantes (los socioeconómicos) y con mayor valor predictivo que pueda atender la creciente multimorbilidad a lo largo del tiempo: la Medicina que una AP resolutiva puede proporcionar, inferior en ocasiones a la de otras especialidades -cuando la comparación se realiza enfermedad por enfermedad— pero superior para el conjunto de manifestaciones mórbidas en un individuo[25].

El papel de las sociedades científicas de Atención Primaria

Deberes importantes para las sociedades de AP, pues de su actuación ejemplarizante y de su liderazgo clínico y sanitario depende que en el futuro podamos asistir a una refundación de la AP con los 4 atributos de Starfield y encajada en la sociedad actual.

No es tiempo de lamentos para la AP; hay que ocupar espacios. No hay que insistir en los errores; debe controlarse la consulta. No se trata de criticar a los hospitales; toca desarrollar el propio potencial, eso sí, en circunstancias muy difíciles[26]. También de las sociedades profesionales de AP depende que la magnífica potencialidad del rol de *gatekeeper* se desarrolle o que se quede en mero San Pedro, el guardián de las puertas del Cielo de la atención fragmentada.

Recapitulación

Cada sociedad tiene sus plagas, como decía Dubos, y la política sanitaria, la población y los profesionales han de poner riendas a las fuerzas, con frecuencia miopes, que determinan la evolución de los servicios sanitarios.

No se trata de entablar pugnas entre especialidades médicas a través de comparaciones estáticas entre la capacidad resolutiva de "gremios" en liza. Al fin y al cabo, el cambio en la composición de especialistas causa lo que en Economía se llama "alteraciones del equilibrio general", muy difíciles de estimar[27] y que suelen corregir apreciaciones salubristas tan bien intencionadas como ingenuas[28].

Lo que sí tiene gran relevancia son los estudios que muestran cómo la orientación del sistema sanitario hacia la AP mejora la calidad, los resultados y la satisfacción y contiene los costes[29]. Importa la capacidad de las organizaciones sanitarias para mejorar los atributos de una buena AP: longitudinalidad, accesibilidad, integralidad y coordinación. Esta capacidad de las organizaciones puede conseguirse de diversas formas: todas pasan por gestionar la utilización y se presentan con distintos "sabores", desde enfatizar contenidos a insistir en la integración[30-32].

La citada integración entre niveles asistenciales generará una mayor demanda de profesionales para AP, incluidos los médicos de MFC. Será responsabilidad, como mínimo parcialmente, de las sociedades de AP responder con una oferta de calidad a los previsibles aumentos en la cantidad de demandada de profesionales: hay que ser sensible a las señales de estos peculiares "mercados", ya que no todo puede esperarse de la política sanitaria. Existirá un *business case* para la AP siempre que sus profesionales estén a la altura de las expectativas que en ellos se depositarán, y que se resumen en la capacidad de ofrecer capacidad resolutiva, la marca del virtuosismo en la clínica.

También la política sanitaria tiene sus "deberes", y en este capítulo se han detallado las vías principales (omitidas las muy importantes que pivotan sobre mejoras en los sistemas de información que permiten reducir frecuentaciones y mejorar tanto resultados como satisfacción) para la "refundación" de la AP como orientación de nuestro sistema sanitario:

— Diferenciar sueldos puede parecer llamativo, pero tiene precedentes en países mucho menos intervencionistas que España, como EE.UU., Canadá o Corea. Sospechamos que el atractivo de una especialidad depende de numerosos factores: retribución económica, reconocimiento de la labor profesional por parte de los pacientes, horarios, vacaciones y posibilidades de compatibilizar con la vida familiar, promoción y desarrollo profesional (avances científicos, nuevas técnicas), prestigio, reconocimiento por parte de los compañeros y de la sociedad, posibilidad de investigar, seguridad en el empleo, etc. Sobre todas puede actuarse, pero sueldos y condiciones de trabajo constituyen una variable manejable por organizaciones autónomas y que compiten, por comparación, entre sí. Al igual que el precio de un fármaco debería reflejar su valor terapéutico añadido en relación con la mejor alternativa existente (no con relación al placebo), el sueldo de un profesional ha de relacionarse con su impacto en la cantidad y calidad de vida, y no con demandas desinformadas y deslumbradas por oropeles inadecuados. En este punto la política sanitaria debe corregir al mercado, no retocando sueldos según *inputs* (de preparación, esfuerzo, experiencia necesaria y similares como se ha hecho en EE.UU.), sino ajustando los sueldos médicos según *output* y *outcome* (i. e. impacto en el bienestar).

— Reducir el cuello de botella licenciatura-MIR, recertificar, fomentar la troncalidad y las pasarelas y acabar con la segmentación geográfica, particularmente con los 800 mercados de especialistas existentes en España.

— Una mejor política constituye un requisito para una mejor gestión pública que permita la existencia de organizaciones autónomas, donde el profesionalismo adquiera su pleno sentido, con cierto grado de competencia por comparación entre ellas. Esta mejor política exige también una definición seria de la cartera de servicios según criterios de coste-efectividad, un acceso según la necesidad que evite el abandono del sistema público por las capas medias-altas de la población y una liberación de las fuerzas del sentido común, que permitan una priorización clínica como respuesta a la coyuntura de recortes presupuestarios públicos.

— Una financiación capitativa que espolee la integración asistencial, evolución prudente hacia el pago por resultados.

Con autonomía cabe plantearse un cambio radical en los contenidos y organización de los centros de salud: el financiador establece el "qué" y el "cuánto"; corresponde a los centros decidir el "cómo". Se trata de "dejar de hacer para poder hacer: desburocratización, más paciente experto, nuevo rol de Enfermería (prescripción enfermera, gestión de la demanda espontánea y patología banal) más teléfono y el uso inteligente de las tecnologías de la información y la comunicación"[33].

Mientras tanto... contenido del libro

Cuando el componente sanitario del Estado de Bienestar en España, y particularmente su AP, parece estar enferma, y al igual que ocurre con un paciente, tanto o más que un diagnóstico se precisa un pronóstico. Este libro pretende contribuir a ambos. La población, los profesionales y la industria suministradora necesitan disponer de un marco de cómo mantendremos unos servicios sanitarios resolutivos financiados públicamente. Hay que informar de cómo seremos de aquí a uno, dos... 5 y 10 años, más allá de ajustes presupuestarios, distinguiendo entre lo esencial y lo accesorio. Esencial: la asignación de recursos según la necesidad, la capacidad resolutiva, el profesionalismo y el sentido de sociedad que necesita de todos para un desarrollo que permita consolidar una de las mayores conquistas de la humanidad, el Estado del Bienestar, con una economía con capacidad para mejorar su productividad. Esencial también es la perspectiva global, especialmente en una coyuntura de paro muy elevado y riesgos altos de exclusión social, para ser conscientes de que el gasto sanitario compite con otros gastos sociales... y que todos esos gastos se convierten en rentas para quienes producen los servicios, pero no todos los "productores" tienen la misma capacidad de presionar a los decisores públicos (i.e. de "poner el muerto sobre la mesa"). Al fin y al cabo, el paro y la exclusión, si se manejan inadecuadamente como en la Rusia de los primeros años noventa, pueden llevar a auténticas catástrofes en el estado de salud de la población, muy superiores a las que una cierta eliminación de "grasa" en los servicios puede reportar. El contrapunto lo proporciona Finlandia, que también durante los primeros años de la década de los noventa consiguió mejorar el estado de salud de su población, pese a que su tasa de paro se disparó del 2 al 18%[34].

Y no hace falta acudir a las políticas que, paliando los efectos del paro y la exclusión social, mejoran la salud. Incluso cuando nos centramos en la producción de servicios del Estado de Bienestar hemos de ser conscientes de que pueden contribuir más a la salud los servicios sociales que los estrictamente sanitarios[35]. ¿Medicación inadecuada, excesiva, iatrogénica… o mejor pensión? ¿Programa niño sano o escolarización temprana de niños y niñas con perspectiva de pobreza dinástica?

Todos los capítulos del libro admiten una lectura independiente. Cabe incluso acudir directamente a los diferentes epígrafes dentro de cada capítulo: la selección de mimbres depende del cesto que cada lector quiera construir. No procede siquiera un resumen de cada capítulo, porque sería inevitablemente injusto con la riqueza de sus contenidos.

El análisis, por Ricard Meneu y Salvador Peiró (capítulo 2), *Vidas paralelas del Sistema Nacional de Salud y de su Atención Primaria: entre dos crisis*, parecería motivado por una paráfrasis de Gil de Biedma: "Los misterios del SNS —como dijo el poeta— son del alma, pero la atención primaria es el libro en el que se leen".

El capítulo 3 presenta los primeros resultados de un proyecto que financia el Plan Nacional de I + D, dirigido por Beatriz González López-Valcárcel, con la participación de Patricia Barber, también de la Universidad de Las Palmas de Gran Canaria, y Vicente Ortún de la Universidad Pompeu Fabra. El análisis aborda tres momentos de la vida profesional del médico (a punto de terminar, cuando elige la plaza MIR y cuando ya ha comenzado la especialidad), aportando datos inéditos con el propósito, común a todos los capítulos, de encontrar soluciones.

El consumo de medicamentos ha pasado a ser un problema de salud. Como demuestran Gabriel Sanfélix-Gimeno, Salvador Peiró y Ricard Meneu en el capítulo 4, la carga de enfermedad asociada al uso y abuso de medicamentos queda tan solo por detrás de las enfermedades cardiovasculares y el cáncer. Es hora de abordar el problema más allá del gasto farmacéutico, lo cual se efectúa en el capítulo 5 (reforzado con Ferrán Catalá), llegando a unas propuestas tan detalladas como viables para racionalizar la prescripción farmacéutica —elemento central a la AP— con actuaciones en todos los niveles: desde la inclusión de medicamentos en la cartera de servicios hasta los procesos clínicos.

Juan Gérvas y Mercedes Pérez, con el aborto voluntario y la insuficiencia cardíaca convierten, en el capítulo 6, dos casos en categorías y nos conducen magistralmente a un paseo por la salud, la vida y la muerte para mejorar las posibilidades de que un sistema de salud cumpla con sus objetivos de prolongar la vida, evitar el sufrimiento y ayudar a morir con dignidad.

Con el capítulo séptimo y último llega el cierre de las teclas a manos de de Francisco Hernansanz, quien se centra en la innovación en AP, en todas sus variantes de efectividad y difusión, pero delimita su enfoque en los avances de fácil y necesaria implementación.

Gracias, lector, por llegar hasta aquí. Tal vez hubiera sido mejor haber saltado ya a los capítulos y/o epígrafes más relacionados con su interés… pero, bien pensado, creemos preferible seguir el orden propuesto.

Agradecimientos
Este trabajo es deudor de trabajos previos, particularmente del publicado por el autor en *Medicina General.* 2011;140:516-25.

Financiación

Cátedra UPF-SEMG-Grünenthal de Medicina de Familia y Economía de la Salud.

BIBLIOGRAFÍA

1. García-Armesto S, Abadía-Taira MB, Durán A, Hernández-Quevedo C, Bernal Delgado E. Spain: Health system review. Health Systems in Transition; 2010;12(4):1- 295. Disponible en: http://www.sespas.es/adminweb/uploads/docs/HIT2010English.pdf. (Consultado el 15 de mayo de 2011).
2. Palomo L, coordinador. Expectativas y realidades en la atención primaria española. Madrid: Fundación 1º de Mayo y Ediciones GPS; 2010.
3. Ortún V. Desempeño y deseabilidad del sistema sanitario: España. Revista Asturiana de Economía. 2006;35:23-43.
4. Actividad ordinaria en centros de atención primaria. Informe resumen evolutivo del SNS 2007-2009. Madrid: Ministerio de Sanidad y Política Social; 2011. Disponible en: http://www.msps.es/estadEstudios/cstadisticas/docs/siap/Informe_de_Actividad_Ordinaria_Atencion_Primaria_2007-09.pdf (Consultado el 15 de octubre de 2011).
5. González López-Valcárcel B, Barber P. La difusión de tecnologías sanitarias en atención primaria. Repercusiones económicas. En: Palomo L, coordinador. Expectativas y realidades de la atención primaria española. Madrid: Fundación 1º de mayo y Ediciones GPS; 2010.
6. Peiró S, Sanfélix-Gimeno G. La prescripción inducida, un falso problema que esconde las carencias de la gestión de la prescripción. Rev Calidad Asistencial. 2010;25:315-7.
7. Richards M. Extent and causes of international variations in drug usage. A report for the Secretary of State for Health by Professor sir Mike Richards CBE. Reino Unido: Central Office of Information; 2010. Disponible en: http://www.dh.gov.uk/prod_consum_dh/groups/dh_digitalassets/@dh/@en/@ps/documents/digitalasset/dh_117977.pdf (Consultado el 10 de octubre de 2011).
8. Adam P, Alomar S, Espallargues M, Herdman M, Sanz L, Solà-Morales O, et al. Priorització entre procediments quirúrgics electius amb llista d'espera del sistema sanitari públic a Catalunya. Barcelona: Agència d'Informació, Avaluació i Qualitat en Salut. Servei Català de la Salut. Departament de Salut. Generalitat de Catalunya; 2010.
9. Barber P, González López-Valcárcel B, Ortún V. ¿Por qué los médicos huyen y rehúyen la Medicina de Familia? Datos y claves sobre el problema en busca de soluciones. Cap. 3. Madrid: Springer Healthcare; 2011. p. 37 51.
10. Meneu R. La bolsa de la vida. 6 de abril del 2011. Disponible en: http://gcs-gestion-clinica-y-sanitaria.blogspot.com/2011/04/la-bolsa-de-la-vida-por-ricard-meneu.html (Consultado el 14 de mayo de 2011).
11. Huerta E, Salas V. Salarios, productividad y beneficios. El País, 27 de abril de 2011. Disponible en: http://www.elpais.com/articulo/opinion/Salarios/productividad/beneficios/elpepiopi/20110427el pepiopi_14/Tes (Consultado el 14 de mayo de 2011).
12. Bernal E, Ortún V. La calidad del sistema nacional de salud: base de su deseabilidad y sostenibilidad. Gaceta Sanitaria. 2010;24(3):254-58.
13. Ortún V, González López-Valcárcel B, Barber P. Determinantes de las retribuciones médicas. Med Clin. 2008;131(5):180-83.
14. Hsiao WC, Braun P, Yntema D, Becker ER. Estimating physicians' work for a resource-based relative-value-scale. N Engl J Med. 1988;319(13):835-41.
15. Segura A, Martín Zurro A, Corbella A, Roma J, Jiménez Villa J, Plaza A, et al. Evaluación de la diversificación de la provisión de servicios de atención primaria. Madrid: Plan de Calidad para el Sistema Nacional de Salud. Ministerio de Sanidad y Consumo. Agència d'Avaluació de Tecnologia i Recerca Mèdiques de Cataluña; 2007. Informes de Evaluación de Tecnologías Sanitarias, AATRM núm. 2006/09.
16. Gestión clínica y sanitaria. En: Ortún V, director. De la práctica diaria a la academia, ida y vuelta. Barcelona: Elsevier-Masson; 2003 y 2007.

17. Bloom N, Propper C, Seiler S, Van Reenen J. The impact of competition on management quality. CEP Discussion Paper nº 983. Londres: Centre for Economic Performance; 2010.

18. Casajuana J. En búsqueda de la eficiencia: dejar de hacer para poder hacer. FMC. 2005;12:579-81.

19. Gérvas J, Ortún V, Palomo L, Ripoll MA. Incentivos en Atención Primaria: de la contención del gasto a la salud de la población. Revista Española de Salud Pública. 2007; 81(6):589-96.

20. Ortún V, Gérvas J. Las Asociaciones de Profesionales en Medicina General. Atención Primaria. 1996;17(4):300-2.

21. Palfrey S. Daring to practice low-cost medicine in a high-tech era. N Engl J Med. 2011;364:e21.

22. Ortún V, López-Casasnovas G. Financiación capitativa, articulación entre niveles asistenciales y descentralización de las organizaciones sanitarias. Bilbao: Fundación BBVA; 2003. Disponible en: http://www.fbbva.es/TLFU/dat/DT_2002_03.pdf (Consultado el 16 de mayo del 2011).

23. Casajuana J, Clavería A, Domínguez M, Garnelo L, Gérvas J, Maíz C, et al. Propuestas de transformación de la Atención Primaria de Galicia. Informe técnico. Santiago de Compostela: FEGAS; 2009. Disponible en: http://www.sergas.es/gal/DocumentacionTecnica/docs/AtencionPrimaria/PlanMellora/PropTransAPGal.pdf (Consultado el 14 de mayo de 2011).

24. García-Goñi M, Ibern P, Inoriza JM. Population based resource allocation: the use of hybrid adjustment. Barcelona: Departamento Economía y Empresa, Universidad Pompeu Fabra; 2008. Working Paper nº 1078. Disponible en: http://www.econ.upf.edu/en/research/onepaper.php?id=1078. (Consultado el 14 de mayo de 2011).

25. Gérvas J, Pérez M. Prestación de servicios sanitarios: qué, quién, cuándo y dónde. Cap. 6. Madrid: Springer Healhcare; 2011. p. 89-105.

26. Casajuana J, Hernansanz F, Narbona FJ, Quintana JL. Gestión clínica y políticas inteligentes. Blog atención primaria: 12 meses 12 causas. Disponible en http://apxii.wordpress.com/2011/05/12/mayo_gestion-y-politicas-inteligentes_ap/ (Consultado el 15 de octubre de 2011).

27. Friedberg M, Hussey P, Schneider E. Primary Care: A critical review of the evidence on quality and costs of health care. Health Affairs. 2010;29(5):766-72.

28. Rodríguez M, González López-Valcárcel B. Alas, there are no shortcuts to the complexities of the economy. J Epidemiol Community Health. 2011;65(5):389-90.

29. Starfield B, Shi L, Macinko J. Contribution of primary care to health systems and health. Milbank Q. 2005; 83(3): 457-502.

30. Gérvas J, Pérez M. Atención primaria fuerte: fundamento clínico, epidemiológico y social en los países desarrollados y en desarrollo. Rev Bras Epidemiol. 2006;9(3):389-400.

31. Ibern P, director. Integración asistencial: fundamentos, experiencias y vías de avance. Barcelona: Masson-Elsevier; 2006.

32. Bengoa R, Nuño R. Curar y cuidar. Innovación en la gestión de enfermedades crónicas: una guía para avanzar. Barcelona: Masson-Elsevier; 2008.

33. Casajuana J, Hernanzanz F, Narbona J, Quintana JL. Gestión y políticas inteligentes en Atención Primaria. Disponible en http://apxii.wordpress.com/2011/05/12/mayo_gestion-y-politicas-inteligentes_ap/ (consultado el 16 de mayo de 2011).

34. González López-Valcárcel B, Dávila D. Crisis económica, Estado de bienestar y salud. En: El Estado de bienestar en la encrucijada: nuevos retos ante la crisis global. Vitoria-Gasteiz: Federación de Cajas de Ahorros Vasco-Navarras; 2011. p. 193-200.

35. Stuckler D, Basu S, McKee M. Budget crisis, health and social welfare programmes. BMJ. 2010;341:77-9.

CAPÍTULO 2

Vidas paralelas: el Sistema Nacional de Salud y su Atención Primaria. Entre dos crisis

Ricard Meneu y Salvador Peiró

"…escribiendo en este libro de las Vidas Paralelas, de sus hechos y del modo de conducirse en el gobierno, procuraremos colegir cuál era el carácter y disposición de cada uno, omitiendo el hacer cotejo de sus discursos, y manifestar cuál de los dos era más dulce o más primoroso en el decir, porque esto sería, como dijo Ion, la fuerza del delfín en tierra."

Plutarco. *Vidas paralelas. (Demóstenes)*

Nuestra contemporánea andadura democrática se gestó en medio de una profunda crisis económica, superpuesta a la de deslegitimación social del anterior régimen. Últimamente se nos ha recordado cómo tras las elecciones constituyentes del 15-J se firmaron, el 25 de octubre de 1977, los llamados "Pactos de la Moncloa", cuando el crecimiento del PIB era del 1,5% y la inflación rondaba el 20%. No menos desasosegador resulta el panorama actual. Mientras se escriben estas líneas las noticias están ocupadas, en lugar de por las habituales "serpientes de verano", por la retrasmisión en tiempo real –IBEX, minuto y resultado– de las turbulencias de nuestros mercados, los encarecimientos de nuestras deudas (soberanas) y los riesgos de una intervención económica internacional.

Salvando todas las distancias, hoy narramos el desenlace de aquella crisis como una historia de éxito, un caso cuyo estudio exportamos a todo tipo de seminarios. Deberíamos refocilarnos menos en tan pretérita memoria y afanarnos en conseguir unos resultados equiparables en la peripecia actual. Y si uno de los grandes logros que imputamos a nuestra democracia es la configuración de un Estado de Bienestar equiparable a los de nuestro entorno, reflexionar sobre algunas de sus fortalezas y debilidades, al menos en el ámbito sanitario, uno de sus indiscutibles pilares. Por eso las piezas que siguen, que conforman un centón recosido sobre paños de variados orígenes pero similares preocupaciones, pretenden contribuir a repensar algunos de los aspectos clave del desarrollo, evolución y deseable futuro del Sistema Nacional de Salud (SNS), con especial énfasis en su piedra angular, la Atención Primaria (AP). En estas páginas se plantea un balance y varias reflexiones sobre algunos aspectos de la AP (nuestra AP) y, por tanto, de nuestro SNS, para intentar apuntar las posibles vías por donde podría, y probablemente debería, transitar su reencarnación socialmente más deseable. Por ello se atenderá menos a las preocupaciones de los profesionales que a las de los destinatarios de sus atenciones, invirtiendo una tendencia que ha lastrado bastantes esfuerzos orientados a desprenderse de corsés innecesariamente autoimpuestos.

VaLGS de aniversario

"Y este sabor nostálgico, / que los silencios ponen en la boca, /
posiblemente induce a equivocarnos / en nuestros sentimientos"

Jaime Gil de Biedma. *Vals de aniversario.*

Aunque parezca frívolo empezar con fiestas y celebraciones de cumpleaños, sería imperdonable desatender la oportunidad de reflexión que permiten los aniversarios redondos. Este año cumplió 25 años (¡ya 25 años!) la Ley General de Sanidad (LGS) y se han entonado los habituales cánticos que en la efeméride celebran la historiografía mítica sobre la providencial contribución de esta Ley a la salud de nuestros conciudadanos. Más allá del rito, nos pareció que, especialmente en estos tiempos, podría ser conveniente y útil evocar algunas de sus penurias e insuficiencias. La LGS atesora sobrados méritos. Entre ellos, y no el menos admirable, su propia existencia. De la LGS se suele olvidar la inquina que rodeó su nacimiento. La áspera oposición que encontró entre —y rescatamos una palabra de entonces— los "búnkeres" gremiales, sociales y políticos; también la no menos fratricida beligerancia entre sus partidarios. En este ambiente surgió una Ley que, si bien nunca mostró una gran vitalidad ni grandes capacidades para reformar el sistema sanitario, se ha revelado como inusualmente longeva en su prácticamente inmaculado texto.

Más dudoso es hasta qué punto el SNS ha seguido la hoja de ruta marcada por la LGS. El énfasis en la AP resultó ser más retórico que efectivo. Si la LGS expresaba su intención de acabar con "una pluralidad de sistemas sanitarios funcionando en paralelo, derrochando las energías y las economías públicas y sin acertar a establecer estructuras adecuadas a las necesidades de nuestro tiempo", no parece que el SNS actual sea un trasunto demasiado fiel de estos designios. Si la LGS concibió el SNS "como el conjunto de los servicios de salud de las Comunidades Autónomas (CCAA) convenientemente coordinados", la articulación real de esta coordinación nunca consiguió superar —tampoco tras la Ley de Cohesión— el estado volitivo.

En cuanto a la perspectiva comunitaria la LGS narraba cómo "a las funciones preventivas tradicionales se sumarán otras nuevas, relativas al medio ambiente, la alimentación, el saneamiento, los riesgos laborales, etc., que harán nacer estructuras públicas nuevas a su servicio". La Ley de Salud Pública ha intentado, aunque con cierto retraso, abordar la reencarnación de estas "nuevas" funciones. Ya veremos en qué queda, visto que el SNS siempre ha sido muy impermeable a las innovaciones organizativas. Curiosamente, respecto a la universalización de la asistencia, uno de los méritos más atribuidos a la LGS, su posicionamiento fue extremadamente tímido: "por razones de crisis económica que no es preciso subrayar, no generaliza el derecho a obtener gratuitamente dichas prestaciones, sino que programa su aplicación paulatina". Un párrafo seguramente omitido por sus exégetas más opuestos a cualquier participación del usuario en los costes, oposición relajada en los casos realmente existentes, como el insensato diseño del copago farmacéutico vigente.

Con todo, la bondad de las leyes no debe juzgarse tanto por la congruencia de su desarrollo como por su contribución al logro de los objetivos sociales pretendidos. La LGS fue, sobre todo, una ley continuista con los esquemas de asistencia sanitaria previamente desarrollados por la Seguridad Social, por más que esta obviedad aún genere respuestas airadas entre los que prefieren reinterpretar los hechos de acuerdo con sus conveniencias biográficas y llegan a considerar este logro normativo como un "corte epistemológico". Convendrá que recordemos que buena parte de nuestro sistema sanitario actual deriva de la construcción de los grandes hospitales de la Seguridad Social, del MIR y de la Medicina de Familia; todos desarrollos previos a la LGS, como también eran previas las primeras hornadas de hospitales comarcales y los primeros equipos de AP. Y en 1985 la cobertura del sistema sanitario de la Seguridad Social ya superaba el 85% de la población.

En ese sentido, la LGS permitió —o, al menos, no obstaculizó— el despliegue de la moderna estructura asistencial que venía desarrollando la Seguridad Social y, en resumen, la construcción de un SNS que hoy valoramos como asistencialmente competente, razonablemente armónico, socialmente cohesionador y en el que —pese a la ausencia de estímulos específicos— ha prosperado la excelencia profesional y el desarrollo tecnológico. Pero en el mismo sentido, la LGS también permitió —o no obstaculizó— la pervivencia de los peores rasgos de la atención sanitaria de la Seguridad Social: el desarrollo de un sistema muy disfuncional con descuido de la AP, grandes agujeros en la coordinación entre niveles asistenciales, la combinación de hiperfrecuentación y grandes deficiencias en la atención a los pacientes crónicos, la consolidación de estructuras organizativas burocráticas, poco transparentes en su gestión y con muy escasa participación social, la fascinación por la incorporación de nuevas tecnologías y medicamentos sin consideración de su valor real para los pacientes o los esquemas casi-funcionariales para la gestión del personal sanitario.

Sería imperdonable, decíamos, no aprovechar los aniversarios redondos para introducir cierto grado de reflexión entre los coros de la celebración. Una reflexión en que las leyes, la política y la gestión sanitaria no se juzguen por sí mismas, sino en función de sus efectos sobre la salud de los pacientes y las poblaciones, por su capacidad para prestar una asistencia segura, efectiva, centrada en los pacientes, sin demoras inaceptables, eficiente y equitativa. Los méritos de la LGS en este terreno no son despreciables. Sus insuficiencias tampoco.

"Todo es igual", decía Gil de Biedma en su poema *Vals de aniversario*. Y si no igual, al menos muy parecido, podríamos decir nosotros. Si la LGS ha permanecido vigente 25 años es, en buena parte, porque el SNS se ha mostrado extraordinariamente inmovilista en este periodo. Su estrategia básica ha sido crecer cuando se podía y aguantar el chaparrón cuando venían mal dadas. Ser, más o menos, pero ser siempre lo mismo. Hoy —y siempre, pero hoy más que nunca— se requieren cambios profundos en el sistema sanitario, rediseñar sus estructuras y adaptarlas a las necesidades sanitarias reales de la población y los recursos reales disponibles. No se trata de insistir en lo que no se hizo sino en lo que, con lo que hemos aprendido, se debería hacer. Pero cualesquiera que sean las transformaciones que se dictaminen necesarias para el SNS, tendrán su correlato o hundirán sus raíces en la pretendida piedra angular de aquel, la AP. Parafraseando al autor cuya cita abría este epígrafe, podemos decir del SNS:

> Que sus misterios,
> como dijo el poeta, son del alma
> pero la *Atención Primaria* es el libro en el que se leen

Su deseabilidad y solvencia requieren, en estas fechas aniversarias, un empeño similar al que exigió la promulgación de la LGS en la superación de sus actuales insuficiencias. O, al menos, de algunas.

De Alma Ata a Ali Ahmed

> "Que aquella causa aparezca perdida, / Nada importa;
> Que tantos otros, pretendiendo fe en ella / Sólo atendieran a ellos mismos, / Importa menos."
>
> **Luis Cernuda**. *Desolación de la Quimera. La Realidad y el Deseo (1924-1962)*

Entre el 6 y el 12 de septiembre de 1978 tuvo lugar en Alma Ata (entonces "la capital de la República Socialista Soviética de Kazakstan" según la consueta letanía, ahora simplemente Almaty) la Conferencia Internacional sobre Atención Primaria de Salud de la que surgió la declaración epónima. Hoy en día las primeras generaciones de profesionales de AP reconocen sin ambages la ignorancia de sus contenidos en aquellos años[1,2] en los que aún no era materia de los temarios de acceso al empleo público, pero es un lugar común cifrar en ese acontecimiento la decisión de fundar en España la especialidad de Medicina Familiar y Comunitaria (MFC). Aunque la coincidencia temporal es tentadora, requiere el disculpable subterfugio de citar como "partida bautismal" el Real Decreto 3303/1978 de regulación de la Medicina de Familia y comunitaria como especialidad[3], aunque tal especialidad ya estaba instaurada en el previo Real Decreto 2015/1978, por el que se regulaba la obtención de títulos de especialidades médicas[4]. Pero toda comunidad imaginada[5] necesita referentes compartidos —mitos de origen, más bien narrativas inventadas que historias— y la declaración de Alma Ata reunía la música y letra —contenidos y evocaciones— adecuadas para aglutinar distintas sensibilidades convergentes en la necesidad de reformar la relación entre el sistema sanitario y la sociedad. Como voceaba Raimon en una canción popular en aquellos años:

> De ben lluny, de ben lluny,
>   arribaven totes les esperances,
>   i semblaven noves,
>   acabades d'estrenar:
>   de ben lluny les portàvem.

En aquella declaración se asociaba la AP con la neonata especialidad médica, incluso con su discutible nominación: "la atención primaria de salud es la asistencia sanitaria esencial (…) puesta al alcance de todos los individuos y familias de la comunidad"[6].

Discutible porque la definición "de familia", recuperando una denominación tradicional, ya en esos años estaba más próxima a las convocatorias de encuentros de feligreses pontificales que a las preferencias gregarias, por ejemplo, de las jóvenes (antes de la extensión de la edad pediátrica) respecto a las fuentes de atención para lidiar con sus perplejidades ante problemas clásicos pero hasta entonces ideológicamente obliterados, como la contracepción, las enfermedades de transmisión sexual o la interrupción del embarazo. Discutible también, aunque más bien "ex post", por el estrecho vínculo entre la atención individual y la perspectiva comunitaria, expresado en iniciativas tan bienintencionadas como los "diagnósticos de salud del área". Ciertamente esto es más fácil apreciarlo ahora que entonces, cuando en el mismo acto fundacional citado se creaba la especialidad de Medicina Preventiva y Salud Pública, cuya primera función, según su vigente plan formativo, consiste en "analizar la situación de salud de la comunidad". No debe pues extrañar que pueda afirmarse razonablemente que la primera "generación de médicos de familia fue el grupo más potente de salubristas de la década de los 80 en nuestro país"[2].

Sin duda la AP ha hecho a lo largo de su trayectoria importantísimas contribuciones a la investigación de servicios sanitarios en nuestro país, de lo que da buena cuenta la publicación que lleva su nombre por cabecera. Pero cualquier refundación de la AP debe considerar, sin desaprovechar el bagaje adquirido, relajar algunas de sus preocupaciones colectivas para reenfocarse en los aspectos más descuidados de la atención individualizada. Entre los conocedores de la famosa declaración seguramente son pocos los que recuerdan el apartado que afirmaba que la AP "exige y fomenta en grado máximo la **autorresponsabilidad** y la participación de la comunidad y **del individuo**". De no ser así, cuesta valorar positivamente los logros del sistema en cuanto a autonomía y participación de los individuos en las decisiones sobre su salud.

Resumiendo los hallazgos de una reciente revisión del proceso de especialización de la MFC[1], a partir de una definición remotamente importada, y un despliegue coyuntural en buena medida autogestionado (y no sin importantes discrepancias) por quienes oficialmente estaban en su periodo de formación, las cohortes pioneras de la AP española se han amalgamado simbólicamente en unos referentes compartidos, a pesar de sus diferentes trasfondos e intereses originales (Medicina interna, especialidades varias, Medicina rural, etc.) que han sido transmitidos a las ya no tan nuevas generaciones de especialistas de MFC, con escasas modificaciones respecto a su hermenéutica canónica. Estamos pues ante un paradigma triunfante, en sentido kuhniano, en el que con la producción de "una síntesis capaz de atraer a la mayoría de los profesionales de la generación siguiente, las escuelas más antiguas desaparecen gradualmente". Se ha cumplido así la descripción de Max Planck según la cual "una nueva verdad científica no triunfa por medio del convencimiento de sus oponentes, haciéndoles ver la luz" sino más bien porque "crece una nueva generación que se familiariza con ella", aunque sin haber tenido que esperar al momento en que "dichos oponentes llegan a morir"[7].

Y ahora que los mayores empiezan a abandonar el sistema al alcanzar la edad de jubilación, y los que quedan se caracterizan por no haber dudado nunca de su condición de especialistas ni de la existencia de un corpus doctrinal compartido, asistimos a una emergente preocupación por la escasez en la reposición de activos. Ante los evidentes problemas de falta de atractivo profesional para nuestros nuevos médicos crecen las dudas sobre la idoneidad de la afluencia de profesionales no nativos y las consecuencias que esto pueda tener para la continuidad del proyecto.

Se trata de una preocupación reciente y bifronte. En el país que ha acogido la mayor proporción de inmigrantes en una década, y que en el siglo pasado experimentó ingentes emigraciones políticas y económicas, preocupan unas docenas de médicos yéndose a trabajar al país vecino o la ocupación por licenciados internacionales de plazas formativas desocupadas. La arraigada costumbre de ver lo propio como excepcional puede explicar la generalizada ignorancia de fenómenos similares producidos en países de nuestro ámbito hace ya casi medio siglo[8-10], el volumen que esta realidad supone actualmente[11] y el reconocimiento que allí se hace de la aportación de estos contingentes profesionales[12].

Si nuestro país consigue salir razonablemente bien de las crisis que tan mal maneja, no es aventurado asumir que en los próximos 20 años una fracción importante de sus profesionales sanitarios procederá de países próximos o afines. Suponer que este fenómeno será más abultado en la AP que en otros niveles sanitarios no es un ejercicio de adivinación, sino la traslación de la evidencia procedente de otros entornos que no tiene porqué ser aquí muy distinta. En Estados Unidos casi la cuarta parte de los médicos en activo son graduados extranjeros (*international medical graduates* [IMG]) y principalmente trabajan como médicos generales, siendo un aporte esencial de recursos humanos para la AP en las áreas rurales y zonas más desfavorecidas[13].

Para quienes confiamos en el saldo positivo del mestizaje, la hibridación y el oreo de ámbitos cerrados, la incorporación de profesionales procedentes de otros entornos seguramente aportará, además de sus diferentes trasfondos culturales, experiencias formativas fundadas en otros marcos. La biodiversidad puede ser también enriquecedora y contribuir a la reconfiguración de una AP más adaptada a la realidad sanitaria del país y de su sistema de salud. Pero seguramente aún es pronto para reflexionar sobre ello y esperaremos a que, también en esto, el destino nos alcance. En cualquier caso deberemos ir pensando si algunas de nuestras prédicas de entonces, que hoy sorprenderían a no pocos de nuestros pacientes, no provocarán la estupefacción de mi futuro médico de cabecera, sea esta Elizabeth Quispe o Ali Ahmed[I].

Si la Atención Primaria cotizase en La Bolsa

"Nowadays people know the price of everything, and the value of nothing"

Oscar Wilde. *The picture of Dorian Gray*

Durante un cuarto de siglo nos hemos esforzado por difundir el valor que tiene la AP para la sociedad, aportando todo tipo de evidencias y argumentos en su aval[14]. Hemos explicado cómo la AP es la base lógica de un sistema sanitario efectivo, y que resulta esencial para lograr eficientemente el objetivo deseable de este: una asistencia de elevada calidad que logre los resultados pretendidos[15]. El éxito de esta pedagogía es discutible y merece más atención de la que se le viene prestando. Pero donde parece indudable que

---

[I] Quispe es el apellido más frecuente en Perú, mientras el apellido Mohamed se impone ya claramente en Ceuta y Melilla al García, al que sigue muy de cerca el apellido Ahmed.

los logros son muy inferiores a los deseables es en el intento —si se ha producido— de que las nuevas generaciones de médicas sean conscientes del valor de la AP.

Cada año la elección de plazas MIR muestra la cotización de las distintas especialidades en esa curiosa bolsa laboral. Los inversores explicitan sus expectativas sobre el valor futuro de cada una de ellas. Ciertamente la vocación también desempeña un papel, pero algo sabemos de su funcionamiento —en el Reino Unido— gracias a un reciente trabajo[16] comentado por Beatriz González López Valcárcel en GCS–Gestión Clínica y Sanitaria[17]. En el NHS 10 años después de graduarse casi la mitad de los médicos trabajan en una especialidad distinta a la que habrían elegido el primer año después de la graduación. Sin embargo, el 90% ejerce la especialidad que declaraba preferir 5 años después de la graduación. Existen importantes diferencias entre especialidades, y tanto Medicina General como Psiquiatría presentan concordancias altas, del 82,1% y 74,8% el primer año respectivamente.

Este año el parquet MIR ha confirmado las tendencias apuntadas en las últimas sesiones, una elevada cotización de la Cirugía plástica y reparadora y de la Dermatología y un bajo aprecio de la MFC. Si el año anterior la primera "compradora" de Medicina de Familia tenía el número 234[18], para 2011 podríamos decir que su primera compradora tenía el 210, la segunda estaba situada 210 puestos detrás, la misma distancia que la separaba del tercero, a este del cuarto y la misma respecto a la quinta, pues de los primeros 1.050 "inversores" solo 5 eligieron la especialidad que se asume piedra angular del sistema. Aunque en realidad el primer número que "compró" MFyC este año fue el 700, lo que matiza la elevada dispersión en el ordinal que ostentan los electores de esta especialidad, cuya media la sitúa en el puesto 47. Este puesto 47 significa que la preferencia por invertir en MFyC solo está por delante de las tres especialidades de escuela, según un trabajo de Beatriz González López Valcárcel y Patricia Barber de 2010 aún inédito, lo que también da idea de la velocidad con la que respondemos a las necesidades planteadas por un mundo aceleradamente cambiante.

Al menos en el último lustro el interés por elegir Medicina de Familia sigue una tendencia bajista, por seguir empleando el pueril argot bursátil. La sobreabundancia de plazas ofertadas no basta para explicar su pérdida de cotización, atribuible más bien a la pérdida de atractivo de esta inversión. Seguramente conviene apuntar que este deterioro no afecta al conjunto de la AP sino solo a la Medicina de Familia, aunque la mejor cotización obtenida por Pediatría pueda atribuirse a sus más variadas encarnaciones.

Ciertamente el problema no es únicamente español y se constatan tendencias similares no solo en Gran Bretaña y Estados Unidos, sino también en Canadá, Australia o Nueva Zelanda, agudizándose en las dos últimas décadas[19-21]. Pero con independencia de la adecuación de la metáfora entre las puntuaciones de quienes en la adjudicación de plazas formativas MIR optan por dedicarse a la MFyC y la valoración de activos que hacen los inversores en la bolsa, intranquiliza —o debería hacerlo— la escasa fe de estos "compradores" en una especialidad a la que fiamos la calidad y eficiencia del sistema. Sobre esto se puede actuar intentando mejorar la valoración que se tiene de la especialidad, tanto por los estudiantes de pregrado como por el conjunto de la sociedad, aunque las esforzadas iniciativas al respecto siguen siendo escasas y carentes de apoyos decididos. Pero lo que intranquiliza más ante un fenómeno tan llamativo y continuado en el tiempo es la desidia de los reguladores que, a lo sumo, parecen preocupados por atender las reclamaciones de los antiguos accionistas, en lugar de preocuparse por las señales que emiten los nuevos inversores (y los usuarios) de una empresa realmente estratégica.

La empresa de la Atención Primaria ¿y su futuro?

"Siempre me ha sucedido lo mismo: las empresas en las que me lanzo tienen el estigma de lo indeterminado, la maldición de una artera mudanza."

Álvaro Mutis. *Empresas y tribulaciones de Maqroll el gaviero.*

Hasta aquí hemos atendido a la empresa de la implantación, desarrollo y perfeccionamiento de la AP en nuestro país, entendida como una acción o tarea que entraña dificultad y cuya ejecución requiere decisión y esfuerzo. Por una vez la definición del DRAE refleja bien las peculiaridades del concepto. Pero existe una segunda acepción de la empresa de AP cuya menor aplicación a la realidad abordada no debería pasar inadvertida. Se trata de la concepción de la empresa como unidad de organización dedicada a actividades industriales, mercantiles o de prestación de servicios.

La organización de la AP ha ocupado demasiado tiempo en debates —del funcionamiento de los Equipos de AP (EAP), de la necesidad de las Gerencias de AP y otros similares— de escaso calado por sumamente "endógenos". Se ha dedicado mucha menos reflexión a valorar la conveniencia de mantener el diseño organizativo básico que subyace en la inmensa mayoría de opciones consideradas. En un SNS agitadamente entretenido en realizar experimentos —a prueba de fallos— de dudosa utilidad por incomparables entre ellos, sorprende la escasa diversificación que presenta un servicio tan extendido en el tiempo y el territorio. De hecho la limitada experiencia en "innovación" organizativa en la AP se remonta al pasado siglo, sin que desde entonces se haya avanzado sustancialmente en ello.

Una visión positiva de la situación permitiría afirmar que en casi la mitad de las CCAA coexiste más de un modelo de gestión, generalmente debido a que se ha implantado alguno en fase experimental. Dichos modelos innovadores están orientados hacia la autonomía de gestión de los EAP, básicamente en el marco de las Áreas Únicas o la Gestión Integrada, junto a la peculiaridad —por su régimen jurídico— de las Entidades de Base Asociativa (EBA). Una mirada más atenta muestra que, la implantación de experiencias de EBA está restringida a una Comunidad Autónoma, mientras las llamadas experiencias de gestión de Área Única o Gestión Integrada existen en 7 CCAA.

Entre las alternativas de diseño organizativo de la AP con las que se experimenta o especula, la que resulta más "específica" es la conocida como "autogestión" o "autoconcertación con asociaciones de profesionales". Sea cual sea la etiqueta adoptada, la característica definitoria de estas experiencias consiste en una contratación externa de los servicios de AP en la que los médicos de AP se convierten en empresas concertadas y pasan a trabajar por cuenta propia[22]. En el único caso realmente existente, el de la docena de EBA catalanas, se trata de organizaciones con entidad jurídica propia —que pueden ser sociedades anónimas, sociedades limitadas, sociedades laborales o cooperativas— y han de estar constituidas total o mayoritariamente por profesionales sanitarios. Las EBA supusieron una gran innovación en la AP catalana de los años noventa y han sido sometidas a varias evaluaciones formales, con lo que tras más de una década de experiencia existe una perspectiva suficiente para considerar su evolución y juzgar su validez en el contexto sanitario actual[23].

Siendo España uno de los pocos países de nuestro entorno en que los médicos de AP son asalariados de la Administración que trabajan en dependencias propiedad de esta, las experiencias de este tipo son quizá las únicas que plantean radicalmente la reorientación hacia un modelo de profesionales no integrados verticalmente en la producción pública, sino que ofertan la prestación de sus servicios al financiador, asumiendo los riesgos económicos (margen de beneficios) que se deriven de su mayor o menor eficiencia como resultado de su gestión clínica. Aunque nadie ha propugnado su universalización inmediata, parece indudable que existen algunas indicaciones claras para las asociaciones de profesionales en sanidad[24].

Así pues, fuera de las modalidades de gestión directa existen dos alternativas en liza. Por un lado las sociedades de profesionales hasta aquí reseñadas, aunque pueden adoptar diferentes formas, como cooperativas, sociedades laborales, mercantiles, etc. La otra alternativa con plasmación real —y creciente— son las concesiones administrativas en las que se incorpora la AP. El caso más amplio lo proporciona la Comunidad Valenciana, en la que una vez se renunció al llamado "Modelo Alzira" a los tres años de funcionamiento, con la resolución de la concesión al Hospital de La Ribera, se procedió a su sustitución por un segundo diseño —¿Modelo Alzira II?— en el que se integra también la AP y la Salud Mental. La extensión del modelo a 5 departamentos permite afirmar que se "deriva al 39% de la población de la provincia de Alicante a centros de salud de gestión privada"[25].

Aunque los profesionales de esos centros de salud conservan el carácter y derechos con los que se incorporaron al sistema público, sabemos demasiado poco de su funcionamiento, sus incentivos, autonomía, capacidad de gestión, etc. La incorporación de la AP en las concesiones administrativas supone integrar progresivamente médicos y enfermeras acogidos al modelo estatutario con otros de nueva contratación regidos por relaciones laborales comunes. Sea cual sea el diseño de esos contratos y las "bonificaciones" incorporadas a las retribuciones garantizadas funcionarialmente, esta alternativa permite modificar los mecanismos de incentivos al personal, pero puede suponer limitaciones a la autonomía profesional, se entienda lo que se entienda por esta. Es difícil imaginar que ninguna empresa concesionaria vaya a igualar o superar la laxitud demostrada por nuestra gestión pública en la demanda de rendimientos o en la exigencia de cumplimientos básicos.

Sin embargo, parece como si la confianza en el mantenimiento del *statu quo* estatutario disipase cualquier preocupación por estas formas alternativas de gestión. Y no debería ser así. Contrasta la bizantina discusión casuística sobre la adecuación de las distintas formas jurídicas de las sociedades profesionales frente a la relativa desidia con la que se obvia la conformación de una nueva modalidad empresarial de prestación de AP.

No parece muy arriesgado pensar que en el inmediato futuro no abundarán las ofertas de empleo público en AP, por lo que su desarrollo pasará necesariamente por alguna de las modalidades contempladas. Pero nuestros médicos parecen no querer enfrentar si prefieren un futuro societario de base profesional trabajando por cuenta propia o subsumidos en empresas concesionarias integradas. Y no es lo mismo trabajar por cuenta ajena para la Administración pública que para sus arrendatarios, obligados a presentar a sus accionistas cuentas de resultados saneadas.

La corresponsabilización de los usuarios: el copago entre las tribunas y las consultas

"Curious how often you humans manage
to obtain that which you do not want."

Mr. Spock. *Star Trek (Episode 26, Errand of mercy. 1967).*

La recurrencia de las algaradas a cuento del copago farmacéutico resulta sorprendente para casi cualquier observador externo, pero también para muchos conocedores de las entretelas del SNS. Para sorpresa de algunos, cada vez que se plantea alguna racionalización del SNS reaparece el enquistado debate sobre la corresponsabilización individual de los usuarios en los costes de su asistencia. Se han cumplido 20 años del malogrado Informe Abril, cuya discusión fue anulada por la bronca, que no debate, sobre el "ticket moderador", eclipsando cualquier otro aspecto de las propuestas de reforma. Si ahora sustituimos "ticket moderador" por "copago" —o "repago" como prefieren algunos con esforzada ignorancia de la generalizada existencia de tasas y precios públicos— podría afirmarse que envejecemos pero no avanzamos.

Cada día más voces reclaman, razonablemente, un mayor protagonismo de los ciudadanos en las decisiones relativas a su salud. Cuando este protagonismo se refiere a decisiones de compra entre alternativas con diferente valor y precio, el modo más adecuado de ejercerlo es a través de una implicación en los pagos[26]. Esto no tiene que suponer abolir la financiación pública orientada a garantizar el acceso a las prestaciones sanitarias. El sistema de precios de referencia es una expresión de la sentencia anterior. Entre alternativas de eficacia comparable y distinto coste la sociedad financia —en la medida que cree oportuno— la de menor precio. Las preferencias de cada usuario por marcas, hábitos, sabores u otras características que no afectan a la utilidad terapéutica deberían ser sufragadas por quien las disfruta. Pero mantener una amplia financiación pública no tiene que suponer mantener una gratuidad no siempre justificable para unos y unos copagos de elevada intensidad para otros, demasiado a menudo con mayor necesidad y adecuación que los primeros.

Lo que no debería dejar de sorprender es la contumacia en defender una de las mayores insensateces de nuestro SNS, una prestación farmacéutica financiada agregadamente con recursos públicos de manera casi total (95%), pero compatible con un copago nominal muy elevado (40% para todos excepto los calificados como "pensionistas" o asimilados) y sumamente injusta en su distribución. Así, más que defensores de la eliminación del copago lo que encontramos son partidarios de perpetuar el existente. Por este asunto hemos tenido que soportar la vergonzante y reiterada exhibición de impudicia de nuestros legisladores o de ignorancia sobre su "trabajo", argumentando reiterada y unánimemente contra "la introducción de copagos". En marzo de 2009, "el pleno de la Cámara Baja aprobó por unanimidad una proposición no de ley en la que instaba al Gobierno a rechazar la introducción de cualquier forma de copago por parte del usuario del sistema nacional de salud"[27], y para más INRI, en febrero de 2011[28] "la comisión de Sanidad del Congreso aprueba una proposición no de ley que rechaza cualquier fórmula para que el usuario pague por receta o visita al médico"[29]. Es decir, todas las formaciones políticas votaron contra la introducción de algo que, en el caso de la farmacia, esta "introducido" desde 1966, con modificaciones al alza en la década de 1970, cuando se pasó de una aportación fija (D. 3157/1966[30]) a una porcentual (Real Decreto 945/1978)[31].

Algún día habrá que investigar las definiciones de equidad que permiten considerar que esta no se vulnera cuando al jubilarse un trabajador incluido sin elección en las "MUFACES" debe seguir pagando por sus medicamentos un 30% del precio, mientras se exime de ese tributo al resto de jubilados con independencia de la cuantía de sus rentas. También cuesta captar la justicia distributiva por la que un 1% de empleados de una municipalidad acumula el 22% de los copagos, el 2% soporta una tercera parte de estos y el 5 el 53%[32], cifras similares a las encontradas para la población cubierta por el CatSalut en la que el 1% asumía el 25% de los copagos y el 5% el 49,4%, con una distribución notablemente regresiva por el superior esfuerzo en relación con la renta para las decilas en que esta es menor[33]. Aunque estos datos pueden no ser generalizables, demuestran que nos encontramos ante importantes concentraciones de los copagos, sin apenas relación con la capacidad económica de los individuos. También demuestran el reducido interés por conocer los efectos distributivos de las políticas que se propugna perpetuar.

Las apelaciones retóricas y escasamente fundadas a las supuestas desigualdades que provocaría alguna forma más racional de copago están suficientemente desacreditadas por la evidencia. Pese a la extendida negativa a aceptar la desnudez regia, la falta de equidad del sistema actual está constatada. Conviene recordarlo, para instrucción de una mayoría más guiada por consignas que por constataciones empíricas. Agregadamente el copago farmacéutico en España es uno de los más bajos de Europa, pero su tipo nominal y la definición de sus exenciones dista de conseguir una aceptable equidad, si se entiende como igualdad de acceso a un tratamiento efectivo para una misma necesidad. Esto es obvio cuando se considera que el copago exigido en la actualidad apenas guarda relación con los niveles de renta y riqueza, eludiéndolo pensionistas de alto poder adquisitivo y exigiéndosele a empleados en precario o desempleados con importantes cargas familiares.

Proponer como solución eliminar cualquier copago a la vista de su escasa magnitud agregada puede regalar oídos con vocación populista, pero supone arrojar el niño con el agua de la bañera. El coste que supondría tal medida —sin considerar los previsibles incrementos de gasto estimulados por la amplificación del "riesgo moral"— tiene múltiples usos alternativos, más deseables por su mayor impacto potencial en la salud de la población y su mayor capacidad redistributiva. Porque el copago no es, como algunos se empeñan en hacer parecer, una cuestión de blancos y negros, sino de matices del gris. Entre el copago sí, copago no y el gratis para todos o todos copagando, caben infinidad de alternativas más razonables. Y sobre todo socialmente más deseables que la situación actual. También puede sorprender que los enemigos del matiz sean tan incapaces de entender la noción de "copago del 100%". Si se elimina la posibilidad de trabajar con financiaciones parciales, estamos obligados a jugar en un sistema binario: entra-no entra.

Prohibir, como pretende algún *soi-disant* progresista, cualquier forma de copago nos condena a sufragar individualmente el 100% de todo aquello que, en ausencia de formas mixtas de pago, tenga que quedar proscrito de la (maltrecha) financiación pública.

Finalmente, la prescripción no es ajena a las estrategias sobre copagos. Hay poderosos indicios de que la propensión a prescribir más fármacos o de mayor precio está muy vinculada a los desembolsos que vaya a ocasionar al paciente[34]. En entornos con elevados copagos un 94% de los médicos encuestados considera importante prescribir la alternativa que minimiza los copagos del paciente, aunque solo el 33% cree que sea responsabilidad suya prescribir la "medicación preferida" por el financiador[35]. También afirman priorizar los costes para el paciente frente a los costes totales, optando por proteger los recursos del primero antes que los de la aseguradora o la sociedad. Dicho lo cual solo el 15% declara discutir frecuentemente los copagos con el paciente[36]. Aquí, agregadamente, el paso de la condición de activo a pensionista en los usuarios parece acompañarse de inmediato de un incremento en la prescripción recibida[37]. Descartando una fulminante nosogenia del retiro laboral, queda por dilucidar el sentido de la causalidad de este fenómeno. ¿Se incrementa la prescripción porque le puede suponer algún beneficio y ya no representa ningún coste (individual)? O contrariamente ¿se omitieron antes prescripciones convenientes para ahorrarle los costes del copago? Incluso en el segundo supuesto será necesario considerar el valor atribuido a los beneficios de la nueva medicación, porque seguramente suponen una valoración muy inferior a las empleadas para la toma de decisiones sociales sobre cuándo una intervención es coste-efectiva. Aunque la primera sea individual y la segunda social, de generalizarse a distintos niveles de renta aconsejaría reconsiderar estas últimas.

Los problemas que enfrenta un prescriptor ante un paciente socialmente desfavorecido sin protección especial (pensionista o similar) al que le conviene un medicamento de elevado precio ya están en la consulta, y la perpetuación del actual sistema no los evita e incluso los agrava frente a alternativas de copago mejor diseñadas. El despilfarro que puede suponer la opción alternativa también sobrevuela nuestras consultas. Pero nada de esto parece importar a quienes, instalados en el punto de vista de Sirio, miran la realidad como un caso particular del despliegue de sus bondadosas y magníficas ideas, más estupendas cuanto menos fundadas.

Lo que debe quedar claro es que la alternativa al "copago platónico", ese que sólo existe en el mundo de las ideas —y las buenas intenciones con dudosas consecuencias— es el inadecuado e injusto copago real que contemplan nuestras normas y soporta diariamente nuestra sociedad. Y que la alternativa a cualquier copago no puede ser el "no copago", sino la extensión de los copagos del 100%. Y esta no es una afirmación normativa, sino positiva en cualquier mundo de recursos limitados y necesidades casi infinitas. Se requiere pues abandonar pueriles encastillamientos en deseos imposibles o cínicos y estudiar las consecuencias de las múltiples alternativas en liza. Clamar que todos los demás están equivocados[38], y que nosotros no introduciremos lo que ya tenemos es justo lo que no necesitamos. Aunque moleste reiterarlo, en este asunto se necesita más —no cabe menos[39]— investigación, algo que los modernos sistemas de gestión de la prescripción hacen hoy sumamente factible. También convendría aplicar a este asunto la propuesta atribuida al último Presidente de la Segunda República Española: "Si cada español hablara de lo que sabe y solo de lo que sabe, se haría un gran silencio nacional que podríamos aprovechar para estudiar".

Ese valioso solar del Paseo del Prado con el interesante Edificio de Sindicatos ...

"¿Por qué de pronto esa inquietud / y movimiento? (Cuánta gravedad en los rostros.) /
¿Por qué vacía la multitud calles y plazas, / y sombría regresa a sus moradas?
Porque la noche cae y no llegan los bárbaros. / Y gente venida desde la frontera/
afirma que ya no hay bárbaros.
¿Y qué será ahora de nosotros sin bárbaros? / Quizá ellos fueran una solución después de todo."

Konstantinos Kavafis. *Esperando a los bárbaros*

A lo largo de su historia el SNS ha desarrollado una extensa afición a una manera peculiar de bingo. Consiste en asistir a conferencias, debates y otros pronunciamientos pertrechado con un cartón en el que llevar apuntados en tres o cuatro líneas una docena o dos de términos en boga e ir tachando a medida que los ponentes van pronunciándolos. El primero en completar una línea o un cartón entero se declara ganador. Aunque escasamente ludópatas hemos cantado varios de esos bingos. Demasiados. No es que las bolas vinieran dadas, pero estaban "cantadas". Ahora nos llevamos alguna que otra sorpresa. Uno acude al bingo con su cartón lleno de pluripatológicos, polimedicados, crónicos, ancianos frágiles, atenciones integradas y coordinaciones variadas... y las bolas que más se repiten son recortar, racionar, racionalizar, ajustar, rebajar, reducir, limitar, desacelerar (el gasto), "aminorar" (el crecimiento), corresponsabilizar (a los usuarios) y "reestructurar" (los servicios).

No es tanto que ahora preocupe más esa peculiar amalgama de eficiencia y despilfarro con la que hemos edificado el SNS, sino que hemos descubierto, casi por sorpresa, que debemos demasiado y hemos de gastar menos. Así que la idea del racionamiento, no solo sanitario pero también el sanitario, ha entrado con fuerza en la agenda de nuestros gobiernos. Por los calendarios electorales su enunciación muestra distintos "tempos" según las CCAA, aunque para todas el gasto sanitario representa el agujero más importante de sus (irreales) presupuestos. No es el momento de contar cómo hemos llegado hasta aquí. En otra parte hemos contado cómo cuando nos creíamos ricos no supimos ser sabios ni felices[40]. Acabada la fiesta toca sacudirse las lentejuelas de los ojos, mirar en derredor, apreciar las abundantes derivas insensatas adoptadas y prepararnos para lidiar con los múltiples afectados que, razonablemente, se resistirán a perder algunos de los premios obtenidos en aquel casino.

Las estrategias para reconducir el gasto sanitario hacia niveles compatibles con nuestras disponibilidades se resumen en: 1) reducir servicios o prestaciones; 2) mantener prestaciones reduciendo su calidad o su precio; 3) mejorar la eficiencia interna: hacer más con lo mismo, dejar de hacer lo que no aporta valor; y 4) cualquier combinación de estos elementos. Inicialmente la reducción de prestaciones debería considerarse para aquellas de efectividad cuestionable. Esto es, dejar de hacer lo que no hubiéramos debido hacer ya antes de la crisis. Un paso posterior, más ingrato, debería abordar aquellas prestaciones efectivas pero de escaso valor o de menor valor que otras prestaciones (en relación con los recursos necesarios para prestarlas). Aquí se trata de mirar no solo lo que hacemos, sino también lo que dejamos de hacer al emplear los recursos en una prestación (y no en otras). Se trata de elegir. Una organización que, por ejemplo, gasta 250.000 euros al año en tratar a un solo paciente de hemoglobinuria paroxística nocturna, mientras deja morir a docenas por no disponer de rehabilitación respiratoria o cardiaca debe meditar mejor sus elecciones.

Mantener prestaciones reduciendo su calidad o, sobre todo, su coste es la estrategia ya adoptada por nuestros gobiernos. Pasa por recortar salarios, reducir las plantillas en términos reales (mantener vacantes las vacantes, restringir guardias o refuerzos, no sustituir, en sus formas más simples), reducir los precios de los medicamentos y otros suministros, etc. Teniendo en cuenta que personal y medicamentos suponen el 70% del gasto sanitario, no parece una estrategia evitable, aunque los ahorros así generados tienen un suelo que se ve cercano. La presión sobre los salarios del personal difícilmente podrá aumentarse (o prolongarse en el tiempo) sin conflictos laborales. La actuación sobre los precios de los medicamentos (que no sobre las cantidades dispensadas) se suma a las medidas de años previos y también parece acercarse al límite de lo que puede soportar la cadena farmacéutica.

Las propuestas para mejorar la eficiencia interna incluyen un amplio abanico de medidas para hacer más con menos o dejar de hacer lo que no aporta valor. En relación con la AP se ha sugerido[40] mejorar la coordinación de cuidados, entre niveles asistenciales y entre profesionales del mismo nivel, mejorar la indicación de pruebas diagnósticas y tratamientos, mejoras de calidad asistencial para reducir complicaciones y efectos adversos, reducir la variabilidad, implicar a los pacientes en sus propios cuidados y otras enfocadas a evitar la utilización intensiva y las duplicidades en pruebas, visitas u otros servicios. También convendría prevenir el exceso de prevención y los excesos de medicación. España es el segundo país, tras Estados Unidos, en consumo de medicamentos y recordemos que nada indica que seamos los más enfermos ni los más ricos. Muchas de estas medidas son aplicables también a la Atención especializada que, adicionalmente, debería enfrentar un importante proceso de concentración y reorganización.

En la racionalización de las prestaciones se entreveran inextricablemente dos niveles de actuación: ¿qué hacer? y ¿cuánto hacer?, encarnándose este último en el siempre peliagudo ¿a quién hacérselo? Definir la primera pregunta es tarea inexcusable de los reguladores. Para ello necesitan contar con organismos evaluadores solventes, paneles de expertos independientes y demás alternativas tan abundantes en otros países como paupérrimas en el nuestro. No es que no exista un NICE, es que nunca hemos pensado en tener un Informe Dunning como en Holanda, una Comisión Parlamentaria sobre Prioridades Asistenciales como en Suecia o una lista explícita de prestaciones cubiertas al estilo del Estado de Oregón, por citar iniciativas que otros países más ricos que nosotros emprendieron hace 15 o 20 años.

Sin duda veremos convocar paneles de expertos, comités de evaluación, grupos de trabajo, sabios diversos y "opinadores" de guardia para intentar definir algunas exclusiones en nuestra amplia cartera de servicios (exclusiones que, con menos duda aún, acabarán incorporando más excepciones que reglas). Lamentablemente, estas decisiones, aun siendo necesarias para liberar al SNS de constricciones insensatas, no serán suficientes. No parece de recibo que las CCAA no puedan tomar sobre los suministros farmacéuticos las mismas decisiones que adoptan cotidianamente sobre prótesis de cadera, marcapasos y cosas bastante más serias que un "prazol". Cuando 17 servicios de salud en indudables apuros económicos tienen que convivir con un Ministerio, parecería razonable que este dedicara menos esfuerzos a impugnar (en aras de una supuesta equidad entre territorios) las medidas racionalizadoras que a aportar un marco normativo en el que quepan las diferentes propuestas.

Nadie niega la deseabilidad de un Ministerio de Salud, pero conviene recordar su ejecutoria. Cuando pudo no ordenó los recursos humanos, no estableció en su momento bases comunes para los sistemas de información permitiendo uno de los mayores despilfarros redundantes que se recordara en años, y cuando se reclaman "recursos finalistas" para la sanidad se omite que nunca ha exigido —ni siquiera a cambio de los fondos de cohesión, los únicos finalistas que ha manejado— una devolución mínima y común de datos. Lamentablemente el mayor valor que cabe atribuirle es el del céntrico solar que ocupa holgadamente y el interesante "edificio de sindicatos" ahí construido por Francisco de Asís Cabrero Torres-Quevedo, inteligentemente deudor de la magnífica arquitectura (fascista) de Terragni y Libera, suponiendo uno de los escasos ejemplos de vanguardia en una época en que imperaba el casticismo más casposo. Antes de propugnar recentralizaciones de eficacia discutible, algunos conversos al ideario jacobino deberían recordar ciertas proezas del "Comité de salut public" creado por tan meritorio club.

Pero la tarea difícil, la crítica para la viabilidad del sistema, está, como siempre, en manos de sus profesionales. Es preciso reorientar los supuestos bajo los que se adoptan las decisiones sobre a quién hacer qué. También abandonar los tópicos del "más siempre es mejor", el "más vale prevenir", el "si es caro será porque lo vale", "lo nuevo siempre es mejor" y el "si no quieren que lo use, que no lo autoricen". La salud del sistema, y la de nuestros conciudadanos, se juega en el modo en que se lleve a la práctica la mejora de la eficiencia interna (en el cómo hacer más con lo mismo y en cómo dejar de hacer lo que no aporta valor). Algo que —sea cual sea el marco regulador— depende de los millones de decisiones que desconcentradamente adoptan los profesionales sanitarios en su quehacer diario. No debe olvidarse que un médico de Primaria gestiona más presupuesto en sus decisiones de qué deriva, qué pruebas pide y qué medicamentos receta, que buena parte de nuestros alcaldes.

Para tener éxito en estas tareas se requiere la motivación de los profesionales y la aportación sistemática, sencilla y eficaz de la información necesaria para la toma de decisiones concretas. Y aquí tampoco hay grandes razones para el optimismo. Aun asumiendo una elevada motivación intrínseca de los sanitarios, los mecanismos de incentivación que señalicen y faciliten las actuaciones deseables son reducidos y muy defectuosos, mientras la experiencia de nuestros gestores en este tipo de gestión es, digamos, insuficiente. En cuanto al aporte de información, aún no se ha visto un movimiento desde los organismos de coordinación sanitaria para poner en marcha cosas tan sencillas y trasladables como el repositorio *do not do recommendations* (recomendaciones de no hacer) del NICE[41] o su simétrico "recordatorio de recomendaciones de práctica óptima". Sin herramientas fiables que ayuden a disminuir la incertidumbre y a mejorar la toma de decisiones clínicas, no es razonable esperar comportamientos acordes con las necesidades no exactamente coyunturales del sistema.

Es decir, una perspectiva optimista permite asumir que se tomarán decisiones de racionalización de prestaciones y que incluso se hará razonablemente bien. Así, al final haremos de sastrería lo que tiempo atrás pudimos haber comprado ya *prêt-à-porter* en los grandes almacenes de los sistemas sanitarios de nuestro entorno. Digamos una lista *do not do* del NICE, unos criterios de inclusión de prestaciones a la holandesa, unas compras descentralizadas pero coordinadas-observadas a la belga... Pero el problema es que si eso no se traslada a las microdecisiones, no funcionará adecuadamente. Como apuntamos, sin incentivos (señalización) ni información adecuados, los profesionales difícilmente se acomodarán a las pautas de actuación pretendidas, lo que obligará a eliminar del todo algunas prestaciones para evitar usos mayoritariamente indebidos. Y el riesgo verosímil de esa deriva es acabar con un catálogo tan precario como un botiquín de piscina.

Está muy extendida la preocupación por los recortes, pero lo preocupante es si el SNS será capaz de adoptar estrategias más inteligentes que las empleadas en anteriores períodos de desinversión o las que históricamente se han mostrado fútiles. No parece que se pueda seguir igual y esperar a que escampe. Seguir igual, más de lo mismo, es continuar obviando la evaluación de costes, de impacto presupuestario y coste-efectividad de los nuevos equipamientos, medicamentos, tecnologías y programas; es seguir discutiendo del copago en abstracto y no de cada posible aplicación concreta (¿qué prestaciones? ¿a quién? ¿cómo? ¿cuánto?); es ignorar que la calidad de la sanidad depende de la proximidad de sus profesionales a los mejores modos de práctica y que sin su implicación efectiva en la aplicación de las estrategias que se adopten, el desistimiento social será vertiginoso. Para lo cual parece ineludible avanzar en su buen gobierno, dada su ineludible contribución a lo planteado.

Es en estas decisiones donde se dirimirá si la crisis es una catástrofe sin paliativos o, también, una oportunidad para encarar los cambios eternamente aplazados: empezar lo que siempre pospusimos, dejar de hacer lo que nunca debimos incorporar, discriminar lo esencial de lo accesorio, lo valioso de lo superfluo, lo clientelar de lo necesario y, algo especialmente difícil, el bienestar público del bienestar de quienes trabajamos —desde cualquier nivel— para el sector público.

El buen gobierno en sanidad, también necesario para salir de esta crisis

Aunque no sea fácil demostrarlo empíricamente, la política no se instauró para agradecer clientelarmente la munificencia de quienes, por nuestra delegación, manejan los recursos del conjunto de la sociedad. La política nos sirve para adoptar decisiones difíciles, que han de sopesar cuáles son las alternativas menos nocivas, lidiando con los descontentos para lograr el resultado socialmente más deseable. La calidad del gobierno también afecta la práctica clínica, que precisa de profesionales autónomos en su ámbito, responsables y "gobernados" por el padecimiento del paciente. Pero los clínicos trabajan en un entorno que no promueve su orientación hacia los objetivos deseables. Como señala Juan Gérvas[42], en España se extraen rentas de los médicos que trabajan bien. Un mejor diseño de incentivos podría ayudar a alinear los intereses de los médicos con los de la sociedad. Los regalos y la participación masiva de las industrias en la formación continuada de los médicos contribuyen a una pérdida de imparcialidad y una obligación de corresponder a los "dones" recibidos; así se alinean los intereses de los profesionales con los de las industrias, muchas veces en perjuicio de las necesidades de los pacientes y de la sociedad.

El papel que pueden desempeñar las organizaciones profesionales en el gobierno sanitario merece una reflexión abierta. En un entorno en que apenas se enuncian políticas sanitarias globales con directrices objetivables, donde los diferentes servicios autonómicos casi tan solo se diferencian en sus insensatos "yo más" y en los que brilla por su ausencia la interlocución con los profesionales, usuarios y ciudadanos mientras campan a sus anchas los grupos de presión industriales y corporativos, se requiere perentoriamente una recomposición del profesionalismo. A pesar de las importantes carencias de las organizaciones profesionales, lastradas por su escasa representación, una *autoritas* cuestionable y su frecuente utilización sesgada para defender intereses corporativos, no siempre mayoritarios, merece la pena fomentar a medio plazo una revalorización de los espacios del profesionalismo, incentivando sus cometidos más específicos y propiciando la implantación de buenas prácticas, reducción de conflictos de intereses y asunción de un liderazgo técnico que la sociedad necesita incluso más que los propios clínicos.

Necesitamos una mejor política para una mejor gestión y ambas para una mejor clínica. Transparencia, meritocracia, movilidad, incentivos adecuados surgen de nuevo como términos clave en la clínica, en un contexto, eso sí, de un profesionalismo tan cambiante como necesario y cuya esencia organizativa es la de disponer de un ámbito decisorio, diagnóstico y terapéutico, autónomo dentro de la organización sanitaria a la que se pertenezca. Organización que, a su vez, vive influida por la forma en que la sanidad esté estructurada y financiada.

El SNS enfrenta dos grandes retos: lograr su deseabilidad por los importantes grupos de ciudadanos aún desafectos (los que votan con los pies, rehuyendo su cobertura, tanto con financiación privada como con la privilegiada pública con capacidad de elección) y garantizar su solvencia, concepto más relevante que la macerada "sostenibilidad". Ambas exigen proveedores más autónomos que permitan el desarrollo de una competencia por comparación y pago por resultados sobre una base de financiación poblacional, estimuladora de la continuidad asistencial y la integración, real o virtual, entre niveles asistenciales, con el criterio guía de atender cada circunstancia en el lugar y por el profesional con mejor capacidad resolutiva. El mejor gobierno de las organizaciones sanitarias requerirá, a medio plazo, de una cierta competencia que ha de permitir la separación de la función del Estado como propietario de la función del Estado como regulador. Existen muchas formas organizativas intermedias entre las rabiosamente públicas y las rabiosamente privadas, respecto a las cuales la estrategia de radicalismo selectivo[43], el ensayo y el error continúan siendo alternativa más válida que la uniformidad inmovilista inane e indiferente a los cambios sociales.

No hay que olvidar que las decisiones que gobiernan la experiencia sanitaria de los ciudadanos son esencialmente "micro". Hay que trabajar con la cabeza en lo "macro" y las manos en lo "micro". Lo que pasa por abordar la cuestión de las normas clínicas: alinear incentivos, fomentar la movilidad geográfica, funcional, entre especialidades, flexibilizar, autonomía cuando se pueda, descentralización casi siempre… bajo unas reglas de juego como las delineadas anteriormente. Y de nuevo aquí, experimentos selectivos que permitan a los profesionales más dinámicos e innovadores actuar cómodamente, al tiempo que permitan mostrar que lo que muchos se empeñan en declarar imposible puede ser factible e incluso fácil de lograr.

En definitiva, mejorar el gobierno de nuestras instituciones para responder mejor a los verdaderos problemas de salud y los retos de la crisis no solo es posible, sino fácil, ya que solo requiere minimizar sus vicios más obvios y aprender de quienes lo hacen manifiestamente mejor. Más complicado, pero más ilusionador, es localizar y activar las palancas que contribuyan a lograr de ello el mayor beneficio social.

La necesidad de enfrentar —no meramente capear— la crisis es una excelente oportunidad. Aprovechar las bienintencionadas iniciativas de diferenciación mostradas por algunas administraciones es un paso obligado. Buscar formas de movilizar y canalizar las inquietudes de los profesionales con el diseño vigente, un reto y una obligación para cualquiera que renuncie a instalarse en la cultura de la queja y prefiera Ítaca a la falsa nostalgia de una Arcadia que nunca existió. La alternativa es la confianza, también kavafiana, en que lleguen los bárbaros y nos den la ley.

Vías de avance y callejones sin salida

"Soy un estratega sombrío que, habiendo perdido todas las batallas, traza ya, en el papel de sus planes, disfrutando de su esquema, los pormenores de su retirada fatal, en la víspera de cada una de sus nuevas batallas."

Fernando Pessoa. *Libro del desasosiego.*

Cuando se trata de cómo hacer avanzar la AP sobre las sombras planteadas conviene atender, al menos, dos cuestiones. La primera, y principal, es la reflexión sobre las bases que han de sustentar un nuevo modelo de AP para la primera mitad del siglo XXI. Y cuando decimos nuevo queremos decir nuevo, no aquel "Nuevo Modelo de Atención Primaria" que, contra las normas de la Academia, escribíamos con versales. Pero la segunda, y no menor, se refiere a las estrategias para lograr su materialización, entendiendo por tales el conjunto de medios puestos al servicio del logro de los objetivos planteados. E incluyendo aquí las imprescindibles estrategias retóricas que deben permitir a colectivos cada vez más amplios visualizar la deseabilidad de los cambios propuestos.

En las numerosas batallas —y escaramuzas, refriegas y reyertas— libradas por la AP es fácil identificar situaciones en las que se han confundido los medios con los fines, se ha buscado el enfrentamiento en campo abierto sin considerar la superioridad de las fuerzas antagónicas, o se han empleado recursos retóricos más acordes con los imaginarios de los proponentes que con los valores perceptivos de los destinatarios. Ir aprendiendo de esas experiencias es irse convenciendo de que ninguna equiparación de los presupuestos asignados a la AP con los de la asistencia especializada supondrá un mágica solución de sus problemas (que no son principalmente de limitación de recursos). Dado que, si excluimos del cómputo la factura farmacéutica, el gasto en AP se destina básicamente a personal, triplicar las retribuciones de los profesionales (o su número) permitiría una rápida equiparación sin que sean previsibles mejoras en su funcionamiento.

También una vez se logre eliminar absurdas consultas burocráticas inexplicablemente mantenidas en el tiempo y se module la tendencia a pautar dudosas revisiones de arbitraria periodicidad, considerando el tamaño comparativamente reducido de nuestras listas de pacientes —cupos— ¿podremos seguir insistiendo en que la duración de las visitas es un problema exógeno a las consultas? Será al fin un buen momento para no imputar al sistema problemas mayoritariamente atribuibles a una mejorable gestión de tiempos. Porque más que a falta de recursos los problemas que enfrenta la AP se refieren a la distribución de estos. En especial la dedicación a diferentes tareas, tanto entre distintos colectivos profesionales como en la actuación de cada uno de ellos. Sabemos bastante de los magníficos resultados obtenidos por algunas consultas de Enfermería, pero ¿sabemos lo suficiente de los del conjunto de estas como para orientarlas hacia aquellas actuaciones de mayor efectividad probada? Nos tememos que no, y que la multiplicación y diferencia de estas actividades entre unos y otros equipos responde más a preferencias, convicciones o ganas de sus profesionales que a las especificidades de la población así atendida.

Tampoco la traslación de las estructuras directivas hospitalarias supondría verosímilmente una mejor gestión de la AP. La proliferación de gerentes, directores y subdirectores médicos y de Enfermería, de gestión administrativa, y demás gestiones— ahora con la coletilla "de Atención Primaria"— debería ser vista más como una amenaza a la gestión clínica y la deseable autonomía profesional que como una vía para el reconocimiento externo de la importancia del primer nivel asistencial. En definitiva, la emulación o superación de algunas características dudosamente deseables de la asistencia especializada no es garantía de avance. Sin embargo, puede ser un claro signo de fracaso y desistimiento. El día que veamos reclamar una superespecialización de la MFC (por ejemplo, MFC rural o centrohistórica o chabolaria, o de urgencias) podremos apostar sin mucho riesgo que la MFC ha perdido la partida. Y algunos signos de esto, aunque seguramente menos paródicos, empiezan a asomar ya sus orejas.

Si nos desprendemos de la pelusa que parece desencadenar reclamaciones tan dudosamente razonables, podremos pasar a preguntarnos qué se requiere para avanzar en una AP más satisfactoria, no tanto para sus proveedores como para sus destinatarios. Y a esto hemos dedicado una atención insuficiente, más preocupados por responder al "quién teme a una AP mejor", obviando despóticamente identificar quién quiere una buena AP. Pero de hecho, fuera del círculo de los convencidos, es difícil señalar quién desea —o sabe que le convendría desear— una AP cada día mejor. Mejor no solo por más resolutiva o menos burocrática, sino por responder más adecuadamente a las expectativas y demandas de sus usuarios. La satisfacción de estos con su AP es la medida de su éxito. Y todavía una fracción excesivamente amplia de nuestros conciudadanos ve la AP como un filtro a sortear para conseguir la asistencia que pretende.

Ante un desajuste en su estado de salud, el acceso al sistema sanitario a través de la AP de un usuario razonablemente sano es visto demasiado a menudo como "primer contacto" imprescindible, un filtro, para acceder al que será el "locus" resolutivo, que raramente se espera ahí. No deberíamos culparles de su percepción errada. Por más que la letra pequeña del manual de uso del SNS afirme que en ese nivel se resolverán el 80% de los problemas, es humano creer que "mi" problema es "especial", no como la mayoría. Si además las marquesinas, letreros luminosos y placas de las consultas repiten términos como "primario", "general", "básico" ¿podemos en justicia desacreditar la preferencia por los centros que se anuncian como "de especialidades", "universitario" "politécnico" y demás etiquetas campanudas al uso? Por poco razonable que nos parezca, evitar ser vistos por un médico de familia es una de las principales razones por las que una fracción no despreciable de españoles "repagan" por unos servicios a los que su tributación ya les da derecho.

Nos dedicamos con esmero a prestar una asistencia de envidiable calidad a quienes seguramente más la necesitan y se benefician de ella, los pacientes crónicos y pluripatológicos, mientras posponemos la molesta atención "a demanda". A falta de mejor evidencia, nuestra AP resulta equiparable en este aspecto, cuando no superior, a la mayoría de comparadores empleados: manejo hospitalario, programas específicos o AP en otros países de nuestro entorno. Pero corren tiempos en los que vemos aumentar la competencia por prestar servicios a colectivos fácilmente identificables, definibles y con procedimientos asistenciales reglados. El manejo de crónicos empieza a ser, también en nuestro país, un interesante nicho de negocio para distintos candidatos a proveedores. Imaginemos pues que, contra toda la doctrina de referencia en AP, la gestión de algunos procesos, básicamente crónicos, se empieza a subcontratar con nuevos prestadores, surgidos de sus activos en el conocimiento (programas de gestión), el tratamiento (empresas farmacéuticas), la monitorización, o de la extensión de capacidades ociosas de algunos proveedores ya instalados en otras áreas del sistema.

Por más indeseable que pueda parecer, la "externalización" de algunos colectivos de pacientes a proveedores especializados no es un futuro de ficción. ¿Habrá que esperar hasta entonces para reconfigurar modos mejores de atender a quienes acudan, en proporción no despreciable de manera renuente, a las consultas de primer nivel? Si es así, seguramente lo habremos hecho tarde y la merma de confianza sufrida contribuirá a la progresiva desafección del sistema público de salud por parte de quienes puedan eludirlo, tanto usuarios como proveedores con intereses cruzados. Hirschman, en el clásico *Salida, voz y lealtad*[44], desarrolló una fenomenología de la participación en la que el motor de los cambios de ciclo es endógeno. La materialización de escenarios como el apuntado, nada inverosímiles, ahondando en la senda ya trazada pueden favorecer un futuro de "Salida, (des)lealtad y vote con los pies", con el consiguiente deterioro público paulatino que al no afectar gravemente la demanda agregada permitirá un aumento de la "deslealtad" de unos y las huidas de otros.

¿Quién quiere una AP mejor? Seguramente sabemos quiénes deberían desearla, pero el problema es que la mayoría interesada aún no se ha enterado. Y entre su silencioso desconocimiento solo se escucha la voz de la AP y sus descontentos. Y entre estos también están los crónicos descontrolados (que no son los pacientes que molestan todos los días) y los usuarios esporádicos entre mal tratados y maltratados. Avanzar en el manejo adecuado de los primeros es fundamental, pero atender a los segundos puede ser una vía de avance crítica para la superación de recelos enquistados. Una vez identificados callejones sin salida seguramente existe suficiente coincidencia diagnóstica como para pronosticar que cualquier vía de avance para garantizar un SNS con una AP socialmente deseable e institucionalmente solvente pasa por superar con acierto los retos derivados de la crisis, que no son otros que los de siempre, pero al fin generalmente visualizados.

BIBLIOGRAFÍA

1. Fajardo Alcántara A. El proceso de especialización en Medicina Familiar y Comunitaria en España. Tesis doctoral. Universidad de Granada: Departamento de Historia de la Ciencia. Facultad de Medicina; 2007.
2. Aranda Regules JM. Medicina Familiar y Comunitaria y Salud Pública ¿Una oportunidad perdida? Rev Esp Salud Pública. 2007;81:1-6.
3. Real Decreto 3303/1978, de 29 de diciembre, de regulación de la medicina de familia y comunitaria como especialidad de la profesión médica. BOE número 29 de 2 de febrero de 1979.

4. Real Decreto 2015/1978, de 15 de julio, por el que se regula la obtención de títulos de especialidades médicas. BOE número 206 de 29 de agosto de 1978.
5. Anderson B. Comunidades imaginadas. México: Fondo de Cultura Económica; 1993.
6. Declaración de Alma Ata. Disponible en: http://www.paho.org/spanish/dd/pin/alma-ata_declaracion.htm
7. Max Planck. Autobiografía científica y últimos escritos. Madrid: Nivola, Colección Epistéme; 2000.
8. Abel-Smith B, Gales K. British Doctors at Home and Abroad. Welwyn: Condicote Press; 1964.
9. Fein R. The Doctor Shortage: An Economic Diagnosis. Washington DC: The Brookings Institution; 1967.
10. Wright D, Flis N, Mona Gupta M. The 'Brain Drain' of physicians: historical antecedents to an ethical debate, c. 1960-79. Philos Ethics Humanit Med. 2008,3:24.
11. Maynard A, Walker A. Doctor Manpower 1975–2000: Alternative Forecasts and their Resource Implications. En: The Royal Commission on the National Health Service, Research Paper Number 4. London: Her Majesty's Stationary Office; 1974.
12. Trewby P. International medical graduates: lessons from the past and hopes for the future. Clin Med. 2008;8(3):283-7.
13. Hart LG, Skillman SM, Fordyce M, Thompson M, Hagopian A, Konrad TR. International Medical Graduate Physicians. In The United States: Changes Since 1981. Health Aff (Millwood). 2007; 26(4):1159-69.
14. Macinko J, Starfield B, Shi L. The Contribution of Primary Care Systems to Health Outcomes within Organization for Economic Cooperation and Development (OECD) Countries, 1970–1998. Health Serv Res. 2003;38(3):831-65.
15. Donaldson MS, Yordy KD, Lohr KN, Vanselow NA, editors. Committee on the Future of Primary Care, Institute of Medicine. Primary Care: America's Health in a New Era. Institute of Medicine. NAP; 1996.
16. Goldacre MJ, Laxton L, Lambert TW. Medical graduates' early career choices of specialty and their eventual specialty destinations: UK prospective cohort studies. BMJ. 2010; 340:c3199.
17. González López Valcárcel B. Casi la mitad de los médicos ingleses trabajan en una especialidad distinta a la que habrían elegido un año después de graduarse. Gest Clín Sanit. 2010;12(3):106.
18. Sevillano EG. No quiero ser médico de familia. El País, 7 junio de 2010. Disponible en: http://www.elpais.com/articulo/sociedad/quiero/ser/medico/familia/elpepusoc/20100607elpepisoc_1/Tes
19. Pullon S. Training for family medicine in Canada and general practice in New Zealand: how do we compare? J Primary Health Care. 2011; 3:82-5.
20. Bunker J, Shadbolt N. Choosing general practice as a career—the influences of education and training. Aust Fam Physician. 2009;38:341-4.
21. Schwartz MD, Durning S, Linzer M, Hauer KE. Changes in medical students' views of internal medicine careers from 1990 to 2007. Arch Intern Med. 2011;171:744-9.
22. Meneu R, Peirò S, Ridao M, Pradas F, Bernal E, Marquez S, et al. Autogestión en Atención Primaria: Asociaciones profesionales. Rev Valenciana Med Fam. 1999;6:19-26. Disponible en: http://www.revistafml.es/articulo/255/revista-06-completa-gestion/
23. Gené-Badia J. Las Entidades de Base Asociativa: una innovación del siglo pasado que debe modernizarse. En: Integración Asistencial: ¿Cuestión de Modelos? Claves para un debate. Madrid: Sociedad Española de Directivos de Atención Primaria; 2010.
24. Gervás J, Ortún V. Propuesta de incentivos para una medicina general por cuenta ajena. Gac Sanit. 1996;10:40-3.
25. Chacón Fuertes J, Jurado Moreno J, Martín Carpena G, Robledo del Corro M, Sáez Martínez FJ. Autogestión en la Atención Primaria española. Sociedad Española de Médicos Generales y de Familia; 2011. Disponible en: http://www.semg.es/doc/documentos_SEMG/autogestion_ap.pdf
26. Meneu R. Regulación y competencia en el sector farmacéutico. En: Repullo JR, Oteo A, editores. Un nuevo Contrato Social para un Sistema Nacional de Salud Sostenible. Madrid: Ariel; 2005.
27. http://www.congreso.es/public_oficiales/L9/CONG/DS/CO/CO_215.PDF
28. http://www.congreso.es/public_oficiales/L9/CONG/DS/CO/CO_711.PDF
29. http://www.elpais.com/articulo/sociedad/grupos/parlamentarios/dicen/copago/sanitario/elpepusoc/20110222elpepusoc_14/Tes

30. Decreto 3157/1966, de 23 de diciembre, que regula la dispensación de especialidades farmacéuticas del régimen general de la seguridad social (BOE 30 diciembre de 1966).

31. Real Decreto 945/1978, de 14 abril. Participación de beneficiarios en el precio de productos farmacéuticos. (BOE 6 mayo de 1978).

32. Ibern P. Copago farmacéutico: Nivel de concentración en pocos usuarios y diseño de alternativas. En: López-Casasnovas G, Callau J, editores. Necesidad sanitaria, demanda y utilización. Zaragoza: Asociación de Economía de la Salud; 1999.

33. Puig-Junoy J, Casado-Marín D, García-Gómez P. L'impacte distributiu del finançament dels medicaments a Catalunya. Barcelona: CRES/CAEIP; 2008. Disponible en: http://www10.gencat.cat/catsalut/cat/prov_farmacia_economia.htm

34. González López-Valcárcel B, Librero J, Sanfélix Gimeno G, Peiró S, Grupo IUM-SNS. ¿Riesgo moral y doble agente?. Relación de agencia entre médicos y pacientes en el SNS. Gac Sanit. 2010; 24(Supl 1):46.

35. Khan S, Sylvester R, Scott D, Pitts B. Physicians' opinions about responsibility for patient out-of-pocket costs and formulary prescribing in two Midwestern states. Manag Care Pharm. 2008;14(8):780-9.

36. Shrank WH, Joseph GJ, Choudhry NK, Young HN, Ettner SL, Glassman P, et al. Physicians' perceptions of relevant prescription drug costs: do costs to the individual patient or to the population matter most? Am J Manag Care. 2006;12(9):545-51.

37. Puig-Junoy J, García-Gómez P, Casado-Marín D. Free Medicines thanks to Retirement: Moral Hazard and Hospitalization Offsets in an NHS. Tinbergen Institute Discussion Paper. TI 2011-108/3. Disponible en: http://www.tinbergen.nl/discussionpapers/11108.pdf

38. Tur-Prats A, Planas-Miret I. Un panorama de la contribución financiera del usuario sanitario en Europa. En: Puig-Junoy J, editor. La corresponsabilidad individual en la financiación pública de la atención sanitaria Barcelona: Fundación Rafael Campalans; 2007. p. 57-77. Disponible en http://fcampalans.cat/images/noticias/Capitol%203.pdf

39. González-López-Valcárcel B. ¿Qué sabemos del impacto de los copagos en atención sanitaria sobre la salud? Evidencia y recomendaciones. En: Puig-Junoy J, editor. La corresponsabilidad individual en la financiación pública de la atención sanitaria. Barcelona: Fundación Rafael Campalans; 2007. p. 101-21.

40. Peiró S, Meneu R. Crisis económica y epicrisis del sistema sanitario. Aten Primaria. 2011; 43: 15-6.

41. http://www.nice.org.uk/usingguidance/donotdorecommendations/index.jsp

42. Gérvas J. Gobierno clínico de la clínica diaria. En: Ortún V, editor. El buen gobierno sanitario. Madrid: Springer; 2009. p. 27-45.

43. Ortún V, López-Casasnovas G. La reforma del sistema sanitario español: radicalismo selectivo. Hacienda Pública Española. 1993;1(Monografías):15-31.

44. Hirschman AO. Salida, voz y lealtad. México: Fondo de Cultura Económica; 1977.

CAPÍTULO 3

¿Por qué los médicos huyen y rehúyen la Medicina de Familia? Datos y claves sobre el problema en busca de soluciones

Beatriz González López-Valcárcel, Patricia Barber Pérez
y Vicente Ortún Rubio

Introducción

La Medicina de Familia está en crisis, aquí y en otros muchos países desarrollados. Su capital humano está desmotivado, los médicos jóvenes rehúyen la especialidad cuando pujan por plazas MIR, algunos huyen de ella una vez iniciada o completada la residencia. En este capítulo exploramos algunos datos sobre estas huídas, intentando buscar soluciones. Nos situamos en tres momentos de la vida profesional de un médico: 1) cuando está a punto de terminar la licenciatura en Medicina; 2) cuando elige plaza MIR y 3) cuando ya ha comenzado, o incluso terminado la especialidad.

Empezamos analizando las percepciones y preferencias de los estudiantes de sexto de Medicina. Para esto, contamos con una fuente primaria e inédita de microdatos de encuesta, de la primavera de 2011. En este capítulo también exploramos el mercado MIR a partir de las preferencias declaradas (elecciones de plaza) para definir el perfil de los que entran a la especialidad de Medicina Familiar y Comunitaria (MFyC), comparándolo con el de los pediatras, la otra especialidad de los médicos de Atención Primaria. Asimismo analizamos con algún detalle las huídas, en particular las fugas hacia otra especialidad MIR y a Urgencias. En el apartado final intentamos elaborar argumentos que expliquen los hechos descritos a lo largo del trabajo, y aportar ideas sobre cambios necesarios para superar la crisis.

Preferencias, percepciones y expectativas de los casi-médicos sobre la Medicina de Familia y la Atención Primaria

En la primavera de 2011 obtuvimos datos sobre percepciones, preferencias y expectativas de 978 estudiantes de sexto de Medicina de 27 facultades españolas mediante un cuestionario *ad hoc*. Se cumplimentó *on line*, salvo en la Universidad de Las Palmas de Gran Canaria, donde se realizó de forma presencial en clase. Se contactó con toda la población marco (matriculados en sexto de Medicina) a través de profesores, decanos y asociaciones de estudiantes. La tasa de respuesta ronda el 25% de la población marco (4.083 en el curso 2009-2010), variando entre universidades. El cuestionario, que se había pilotado previamente, tiene tres bloques: (I) datos personales (edad, sexo, universidad, fecha prevista de licenciatura, antecedentes familiares en la profesión); (II) preferencias y (III) percepciones y expectativas.

Los estudiantes declararon sus preferencias sobre las tres especialidades favoritas que seleccionaban, en orden, de la lista de las especialidades médicas reconocidas en España[1]. Asimismo, contestaron qué especialidad les gusta más, descontando los aspectos retributivos, laborales, etc. Se les preguntó también por la importancia o peso que cada uno da a las dimensiones o atributos que definen el ejercicio de la Medicina. Todo esto queda reflejado en la tabla 3-1.

En el tercer bloque se presentaban cuestiones específicas acerca de la especialidad elegida en primer lugar, más una selección aleatoria de otras 4 especialidades y MFyC. Se preguntó a todos los encuestados por la MFyC porque uno de los objetivos de la encuesta es analizar en profundidad la crisis de la especialidad. Por último, se preguntó por la retribución esperada (y por el porcentaje que representaría la práctica privada sobre ese total) de un profesional consolidado que ejerciera aquellas mismas especialidades, anclando las respuestas a la retribución media de MFyC que se asumió igual a un valor determinado (60.000 € brutos al año).

Únicamente el 8,9% no sabe qué especialidad elegiría. Este bajo porcentaje contrasta con un estudio para el Reino Unido, donde solo el 28% de los médicos graduados en los noventa sabía un año después de la graduación cuál era su especialidad preferida[1]. Los resultados de nuestra encuesta sugieren que las especialidades de Atención Primaria (AP) están entre las preferidas por los estudiantes. Pediatría es la primera especialidad en el ranking de elección, y MFyC ocupa la décima posición (fig. 3-1), con un 3,9% de estudiantes que declara que es su primera opción. Hay 11 especialidades que ninguno de los encuestados elige.

El 18,4% del total de encuestados (19% de los que contestan las tres preguntas) declara que MFyC está entre sus tres primeras especialidades de elección (fig. 3-2), ocupando el segundo puesto en popularidad, después de Pediatría. Los estudiantes tienden a declarar preferencias por las especialidades relacionadas con materias clínicas (médicas y quirúrgicas), en contra de las diagnósticas/de laboratorio, y prefieren las disciplinas generalistas a las superespecializadas, posiblemente por familiaridad con ellas durante los estudios y porque salen de la facultad con una visión más general e integrada de la profesión.

Tabla 3-1. Dimensiones o atributos que definen el ejercicio de la profesión médica

- Retribución económica
- Reconocimiento de la labor profesional por los pacientes
- Horario, vacaciones y posibilidades de compatibilizar la profesión con la vida personal y familiar
- Posibilidades de promoción y desarrollo profesional futuro dentro de la especialidad (nuevos campos, nuevas técnicas, avances científicos, etc.)
- Prestigio, reconocimiento por compañeros y reconocimiento social
- Posibilidad de investigar
- Seguridad en el empleo

---

[1] Se excluyeron las tres especialidades de escuela. La lista de las 44 incluidas está en el anexo 1.

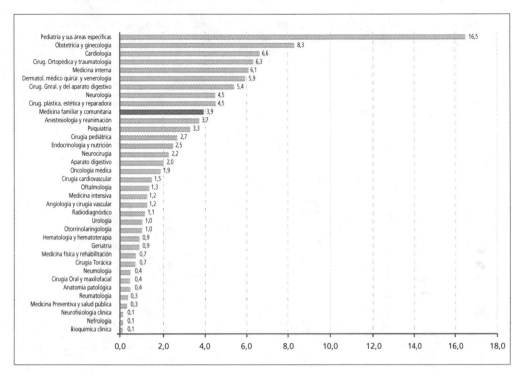

Figura 3-1. Porcentaje de estudiantes de sexto de Medicina que elegirían en primer lugar cada una de las especialidades.

Así, cirugía general es preferida a cirugías específicas, y las 4 especialidades que en EE.UU. se definen dentro de la AP (Medicina interna, general, Obstetricia y Pediatría) son las que ocupan las 4 primeras posiciones entre los estudiantes españoles.

Las preferencias de las mujeres por la Pediatría, y sobre todo por la Obstetricia-Ginecología, son significativamente marcadas en relación con los hombres, pero no se aprecia diferencia de sexos en MFyC ni en Medicina interna (tabla 3-2).

Sin tener en cuenta los aspectos laborales y económicos, todavía son más los que declaran que la Medicina de Familia es la especialidad que más les gusta (el porcentaje sube del

Tabla 3-2. Preferencias por sexo entre los estudiantes de sexto de Medicina[a]

Especialidad	Porcentaje de mujeres que la mencionan entre las tres primeras	Porcentaje de hombres que la mencionan entre las tres primeras	Ratio mujer/ hombre	Nivel de significación
MFyC	19,0	17,0	1,1	No
Medicina interna	16,4	19,1	0,9	No
Pediatría	36,5	16,2	2,2	$p < 0,000$
Obstetricia - Ginecología	22,2	7,8	2,9	$p < 0,000$

[a]*Muestra de personas que han contestado a las tres preguntas sobre las tres especialidades preferidas.*

3,9% de las respuestas válidas al 7,7%) mientras que Pediatría y Obstetricia/Ginecología bajan sus respectivos porcentajes. Especialidades como Cirugía plástica, Anestesia o Neurología gustan mucho menos de lo que se elegirían.

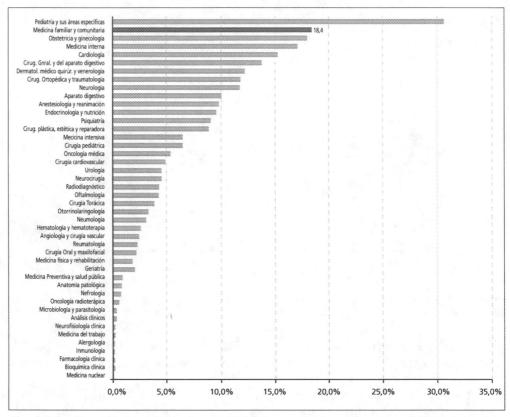

Figura 3-2. Porcentaje de estudiantes de sexto de Medicina que elegirían entre sus tres preferidas cada una de las especialidades.

Por tanto, hay evidencia de que la Medicina de Familia se percibe como una especialidad intrínsecamente atractiva por un porcentaje considerable de los jóvenes que están a punto de conseguir el título de licenciado en Medicina y cirugía. Recuérdese que la encuesta se contestó en la primavera de sexto curso, cuando ya han hecho el rotatorio por prácticamente todos los servicios, lo que les ha conferido una idea general del contenido de las especialidades.

Pero esos resultados contrastan fuertemente con las elecciones reales de los candidatos a MIR (fig. 3-3). Los datos son de 2011 en ambos casos, por tanto se refieren a dos cohortes sucesivas (los estudiantes que están terminando Medicina en la primavera de 2011, cuando contestan la encuesta, son los que elegirán plaza MIR un año más tarde). Con un simple vistazo a la figura 3-3 se aprecia que la mayor discrepancia se produce precisamente en la MFyC, que siendo la que más gusta al 7,7% de los estudiantes, resulta muy mal posicionada en las elecciones MIR. Otras discrepancias se relacionan con especialidades de "alta especialización", que generalmente no están entre las preferidas de los estudiantes pero se eligen en el MIR.

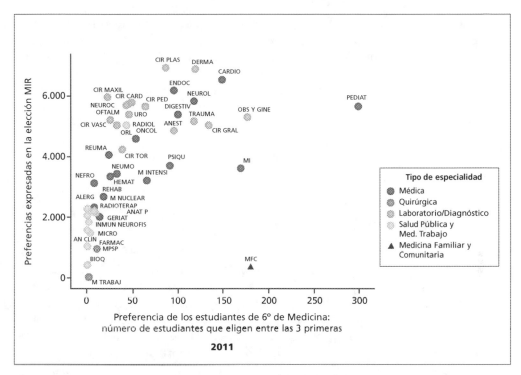

Figura 3-3. Preferencias de los casi-médicos y elecciones MIR. Las preferencias expresadas en la elección MIR se miden con la mediana del ranking de elección en la convocatoria 2010-2011. Se ha invertido el orden para que valores más altos representen especialidades más preferidas, a partir de la especialidad peor posicionada en la convocatoria MIR (Medicina del trabajo; mediana = 7.180).

Las no asistenciales —especialidades de Diagnóstico y laboratorio, Salud pública y Medicina del trabajo— están en posiciones bajas tanto para los estudiantes como en el MIR, y ambos grupos concuerdan bastante. Por ejemplo, Radiodiagnóstico queda excepcionalmente bien situada dentro del grupo de especialidades de diagnóstico en ambos colectivos; Cirugía plástica destaca sobre las demás especialidades quirúrgicas en ambos colectivos (salvo Cirugía general y Traumatología, que los estudiantes prefieren a Cirugía plástica, pero no los MIR).

¿Qué mecanismos de formación de preferencias subyacen en los fenómenos que acabamos de describir? Posiblemente muchos prefieren lo conocido. Pediatría y Obstetricia tienen un número considerable de créditos en los planes de estudio de Medicina como asignaturas diferenciadas, mientras que las especialidades médicas aparecen como partes del programa de Patología general. Pero ese argumento llevaría a predecir que otras especialidades con asignaturas propias y créditos cuantiosos deberían ser populares, y no lo son: Salud pública, Farmacología, Psiquiatría, Oftalmología u Otorrinolaringología.

Los resultados sugieren que muchos estudiantes que ya han hecho el rotatorio de prácticas por casi todos los servicios aspiran a ejercer labores asistenciales con ambición omnicomprensiva: lo generalista se prefiere a lo superespecializado. Sin embargo, durante el año de preparación del examen MIR, esas preferencias han mudado, según revelan los datos de las elecciones MIR.

Los estudiantes respondieron a dos preguntas sobre especialidad preferida: cuál sería la que elegirían en el MIR si tuvieran nota suficiente, y cuál es la que más les gusta, descontando las circunstancias de horario y condiciones laborales, retribución, etc. Cruzando las respuestas a ambas preguntas se concluye que el 81% de los estudiantes elegiría en el MIR la especialidad que más le gusta, independientemente del contexto laboral. Medicina de Familia y Medicina interna pierden médicos en el MIR por dichas condiciones de contexto laboral y profesional. Por el contrario, algunas de las más cotizadas en el MIR (Cirugía plástica, por ejemplo) serían elegidas a pesar de no ser la que más les gusta. Lo mismo les ocurre a Pediatría y a Obstetricia-Ginecología, aunque en estas la pérdida es mucho menor (6 y 3% respectivamente).

El peso de los atributos en las preferencias

Cada estudiante tenía que ordenar, del 1 al 7, los siete atributos del ejercicio profesional (véase la lista en tabla 3-1) según la importancia que tienen para él. No se permitía dejar en blanco esa pregunta.

Las condiciones laborales (horario, posibilidad de compatibilizar el trabajo y la vida familiar) son lo más importante en promedio, y en el otro extremo el reconocimiento social y por los colegas y la investigación son los que menos pesan en las preferencias (tabla 3-3). También globalmente la seguridad en el empleo es más importante que la retribución. El orden de importancia de los atributos es prácticamente el mismo para ambos sexos; únicamente permutan el orden el reconocimiento de los pacientes (segundo en importancia para los hombres, tercero para las mujeres) y el potencial de desarrollo profesional (tercero y segundo para hombres y mujeres respectivamente).

Tabla 3-3. Importancia de los distintos atributos del ejercicio profesional para los estudiantes de sexto de Medicina

Atributo	Media de los hombres*	Media de las mujeres*	Significación de la diferencia por sexo
Condiciones laborales de horario, vacaciones y posibilidad de compatibilizar la profesión con la vida personal y familiar	3,48	3,26	Ns
Reconocimiento de la labor profesional por los pacientes	3,63	3,44	Ns
Posibilidad de promoción y desarrollo profesional futuro dentro de la especialidad	3,64	3,39	0,06
Seguridad en el empleo	3,88	3,73	Ns
Retribución económica	3,97	4,23	0,03
Posibilidad de investigar	4,57	4,82	0,07
Prestigio y reconocimiento por los compañeros y reconocimiento social	4,83	5,13	0,02

*Media de las puntuaciones entre 1 y 7, donde 1 significa "es lo más importante", 7 significa "es lo menos importante". Ns: p > 0,10 no significativa la diferencia al 10%.

Pero si algo caracteriza a los casi-médicos es su enorme heterogeneidad en la configuración de sus preferencias. Las medias globales de la tabla 3-3 no reflejan la variedad de perfiles de estudiantes, que buscan una u otra cualidad del ejercicio de la Medicina. Los que elegirían en primer lugar MFyC se caracterizan por valorar más el horario cómodo ($p = 0,0025$), mientras que el potencial de desarrollo profesional, el prestigio social y el reconocimiento de colegas tienen menos importancia que para los que eligen otras especialidades ($p = 0,0324$ y $p = 0,007$ respectivamente). No hay diferencias significativas en cuanto a los demás atributos.

El 19% de los estudiantes tiene al menos un médico en la familia, padres o abuelos (más del 5% tiene dos o más). Tampoco hay asociación significativa entre la elección de MFyC y los antecedentes de médicos en la familia.

Cómo ven los estudiantes la Medicina de Familia. Comparación con la especialidad elegida

Los estudiantes que están a punto de terminar la licenciatura de Medicina consideran que es más fácil encontrar trabajo con la especialidad de MFyC que con la que ellos elegirían[II], y que tiene mejor horario, pero perciben una desventaja muy pronunciada de la MFyC en cuanto a reconocimiento, tanto por los pacientes como por los colegas y por la sociedad en su conjunto, y que tiene menos potencial de desarrollo profesional (tabla 3-4).

Los estudiantes que elegirán otra especialidad distinta de MFyC esperan conseguir en promedio un 40% de su renta mediante la práctica privada, y esperan ganar un 42% más que si eligieran MFyC (IC 95%: 38,5-46,2%).

En síntesis, la Medicina de Familia gusta a un número considerable de estudiantes, pero muchos perciben que está en desventaja de prestigio, potencial de desarrollo profesional y expectativas de renta respecto a otras.

Cómo los jóvenes médicos rehúyen la Medicina de Familia: el mercado MIR

Año tras año la Medicina de Familia queda relegada a las últimas posiciones en el orden de elección de plazas MIR, solo por delante de las especialidades de escuela. Además, ha ido perdiendo posiciones en el ranking, a pesar de que el número de plazas convocadas ha

Tabla 3-4. Comparación entre MFyC y la especialidad elegida por el estudiante

Especialidad	Probabilidad de encontrar trabajo	Horario, condiciones laborales	Reconocimiento por los pacientes	Reconocimiento social y por los colegas	Desarrollo profesional
La elegida en primer lugar[a]	76,4%	6,30	7,43	7,23	7,96
MFyC	84,3%	7,77	5,88	3,96	5,09

[a]*Véase la nota al pie de esta página.*

[II] De estas comparaciones se excluye a los que elegirían MFyC.

aumentado menos que para el resto de especialidades[2], e incluso durante años, hasta mediados de la década de los 2000, ha disminuido.

Hay un evidente exceso de oferta de plazas de MFyC sobre la demanda, y algunas quedan sin cubrirse. En la convocatoria 2010-2011 el 44,7% han sido ocupadas por extranjeros. La prueba más evidente de desajuste entre oferta y demanda de especialización en Medicina de Familia es que sobran plazas que quedan sin cubrir.

El problema de exceso de oferta, persistente y tendente a empeorar, no es de las plazas de AP, sino específico de la MFyC. La Pediatría no lo tiene. En la medida en que la Medicina de Familia en España se va extranjerizando, puede originarse un efecto amplificador de la crisis de prestigio. Tampoco es la AP la que se está "extranjerizando", sino la Medicina de Familia, ya que el porcentaje de extranjeros que entraron en Pediatría (13% en 2011) está entre los más bajos del conjunto de especialidades.

En la figura 3-4 hemos representado el orden en el baremo de los 1.904 médicos que han elegido MFyC en 2010-2011 y de los 410 que han elegido Pediatría. En la figura 3-5 diferenciamos por nacionalidades entre españoles y extranjeros. La observación de esas figuras y de los números en que se basan es necesariamente pesimista para la Medicina de Familia; una voz de alarma.

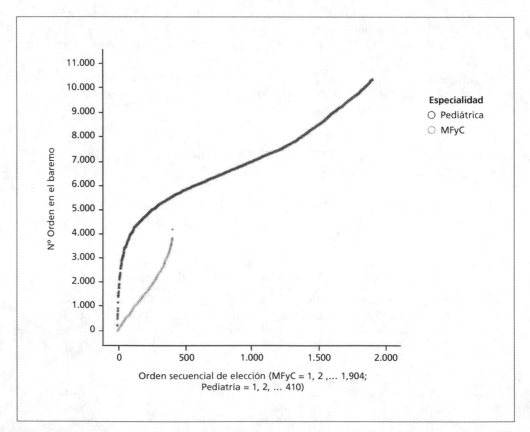

Figura 3-4. Orden en el ranking MIR de los nuevos residentes en MFyC y en Pediatría convocatoria 2010-11.

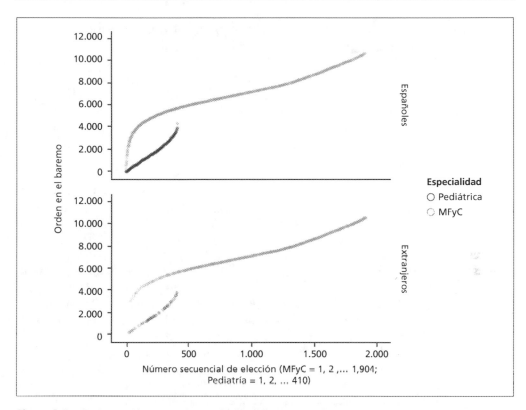

Figura 3-5.   Orden en el baremo y elección de plazas de MFyC y Pediatría. Convocatoria MIR 2010-2011.

En la convocatoria 2010-2011 solo el 5% de los españoles que eligió MFyC estaba por debajo del puesto 3.419 (5.240 para el 5% de los extranjeros). El primer extranjero que accede a la especialidad tiene la posición 2.982. La mitad de los españoles que entraron en MFyC estaban por debajo de la posición 6.297 del baremo (7.324 para los extranjeros). Esos datos muestran sin paliativos que solo una pequeña parte de los residentes que entran hoy en día a la especialidad de MFyC podrían haber elegido otras especialidades del grupo de las más cotizadas, y que los extranjeros tienen incluso peores calificaciones.

Por el contrario, en Pediatría no se aprecia este fenómeno. Los extranjeros no difieren significativamente en sus notas de los españoles (fig. 3-5); el 30% de los futuros pediatras que ahora entran ocupan posiciones en el baremo por debajo de 500, y dos tercios están por debajo del 1.000. Por tanto, gran parte de los futuros pediatras podrían haber elegido cualquier otra especialidad.

Pero lo más grave es que comparando la situación actual con la que había hace 10 años se percibe claramente un deterioro. La MFyC ocupaba en 2004-2005 el puesto 38 de 47 especialidades, y ha bajado hasta el puesto 44, solo por delante de las tres especialidades de escuela en la convocatoria 2010-2011. En la convocatoria de 2004 hubo 131 médicos entre los 3.000 primeros que eligieron MFyC. En 2010-2011 solo 39. El efecto "vocación", que consiste en captar candidatos que hubieran tenido a su alcance muchas, si no todas, las especialidades hospitalarias, está disminuyendo de forma alarmante: puesto en números de 131 a 39.

Cómo los jóvenes médicos huyen de la Medicina de Familia: recirculación y Urgencias

Si las cifras del apartado anterior muestran un desajuste palpable entre oferta y demanda de plazas MIR de Medicina de Familia, en este apartado se pone en evidencia un problema adicional, el de las fugas de residentes una vez iniciado el MIR. Se analizan datos de la llamada "recirculación", que consiste en que residentes que ya habían empezado la especialidad, e incluso médicos de familia con la especialidad MIR terminada, la abandonan para presentarse de nuevo al examen MIR.

A raíz del cambio normativo en 2008[III], para poder solicitar el examen MIR es preciso renunciar previamente a la plaza que se ocupa. A pesar de esa restricción, los datos de abandono de la residencia siguen siendo hoy en día alarmantes. En la convocatoria 2010-2011 1.140 médicos que se examinan del MIR habían obtenido plaza de Medicina de Familia en alguna convocatoria MIR anterior. Representan casi el 60% de las 1.904 plazas de MFyC adjudicadas este año. De esos 1.140 el 68,7% había "elegido" la especialidad de MFyC hace más de 4 años y, por tanto, o son ya médicos de familia, o abandonaron el programa MIR en algún momento. Contando solo los 359 que pertenecen a las cohortes 2006-2007 hasta 2009-2010, y que por tanto supuestamente están haciendo la residencia en MFyC, representan el 18,8% de las plazas de MFyC adjudicadas en 2011. El 39% de los abandonos se produce ya en el primer año de residencia y el 32% en el segundo año.

Los abandonos de plazas de residencia en Medicina de Familia para probar suerte de nuevo en el examen MIR se vienen produciendo de forma habitual en España. En la convocatoria anterior (2009-2010) el 54% de los 374 abandonos fue protagonizado por residentes del primer año, y en 2008-2009 el porcentaje fue idéntico.

Los datos que hemos presentado en los dos párrafos anteriores sugieren que un número considerable de residentes "menores" (R1, R2) de Medicina de Familia optan por asumir el riesgo de perder la plaza con tal de cambiar a otra. Es un riesgo alto; de hecho en 2011 el 39,8% de ellos no consiguieron otra plaza mejor. Esos datos nos llevan a preguntarnos qué pasa durante la residencia de Medicina de Familia, y si se podría hacer algo para mejorar las cifras de retención.

Otra forma de huída es hacia Urgencias. En la red pública española en octubre de 2009 había 5.080 médicos con contratos de urgencias, de ellos una gran parte son médicos de familia. Las tensiones para definir la nueva especialidad de Urgencias, a la que según el proyecto en su redacción actual se accedería una vez terminada la especialidad de MFyC, Medicina interna o Medicina intensiva, se explican en ese contexto.

Reflexión final

Ningún economista pondría en duda que las expectativas de retribuciones influyen en las elecciones de especialidad, y los datos de la encuesta confirman que los estudiantes valoran los aspectos económicos de la profesión, aunque en España se da la máxima importancia a las condiciones del puesto: horario, vacaciones y conciliación de la vida profesional

---

[III] Decreto 183/2008 de 8 de febrero (BOE de 21 de febrero 2008).

y familiar. En EE.UU., el *gap*, evaluado en unos 100.000 dólares al año, entre las retribuciones de un médico general y un especialista, es responsable del declive de la Medicina de Familia y de la falta de candidatos[3] y precisamente las políticas y medidas que tratan de reducir la brecha se formulan como soluciones a la crisis. Los estudiantes que están a punto de terminar la licenciatura de Medicina en España, aunque valoran la retribución menos que el horario o la empatía con los pacientes, afirman que elegirán una especialidad en la que ganarán, en promedio, un 42,6% más que los médicos de familia (IC 95%: 38,5-46,2%). Las retribuciones importan. Y en esa especialidad que elegirían (de tener acceso en el MIR) obtendrían un 40% de su renta trabajando en el sector privado. Por mucho que se quiera apostar por un SNS público, lo cierto es que el ejercicio privado de la Medicina, en exclusiva o compatibilizado con el público, es un aliciente para los jóvenes médicos españoles. Hoy por hoy, a diferencia de lo que ocurría en los años sesenta, setenta o incluso ochenta, la Medicina de Familia ofrece pocas oportunidades para el ejercicio privado más allá de las Entidades de Base Asociativa y similares.

Sea como fuere, de las preferencias a la realidad va un trecho. En el Reino Unido casi la mitad de los médicos trabajan en una especialidad distinta a la que habrían elegido un año después de graduarse[1].

En España las estadísticas de gasto sanitario público muestran que desde las transferencias de 2002 se siguió ampliando la brecha de gasto entre AP y Atención Especializada (AE). Entre 2002 y 2009 las retribuciones en AP aumentaron menos que las de AE. En 2002 el gasto público total en AE era tres veces el de AP y en 2009 se multiplicaba por 3,3. Por otra parte, la ratio de población por médico de familia ha bajado en esa década, y las condiciones laborales han mejorado.

Habría que mejorar las remuneraciones comparativas de la Medicina de Familia

Las ganancias de los médicos de familia representan en EE.UU. el 40% de las de un especialista en Traumatología. Este porcentaje asciende al 60% para países más similares a España como Canadá, Francia y Alemania[4], y el 60% está en línea con lo publicado en un estudio anterior de la OCDE[5]. Más significativa todavía que la brecha de remuneración entre cabeceras y especialistas ha sido su aumento durante estos últimos años.

Afrontamos, pues, una gran paradoja: cuando la sociedad necesita más que nunca de una atención coordinada (también con servicios sociales) la Medicina de Familia cotiza a la baja.

Existe sobrada disposición a pagar por los servicios sanitarios en función de la renta, la riqueza, la sofisticación tecnológica aparente y la proximidad a la muerte. Resulta fácil diferenciar servicios sanitarios sobre atributos de calidad percibida pero no intrínseca. No obstante, desde el punto de vista de un financiador público parecería más sensato tratar de influir en valoraciones sociales, con frecuencia mal informadas, de manera que se retribuyera más en función de la capacidad resolutiva, la marca de la eficiencia en la práctica clínica. No cabe fiar a un mercado repleto de fallos y asimetrías informativas la valoración de la contribución de cada especialidad y servicio sanitario a lo que realmente interesa: producir cantidad y calidad de vida. De ahí que no sea descabellado plantear una cierta corrección de dichas valoraciones (sueldos de especialistas, por ejemplo) cuando se trata de garantizar el acceso en función de la necesidad a unos servicios financiados públicamente. No estamos hablando de demanda sufragada por un individuo soberano de todos los caprichos que su bolsillo permita. Se trata de mantener una voluntad colectiva a pagar por los servicios sanitarios, lo que exige ser consciente tanto de su efectividad relativa como de sus costes... e intentar actuar sobre esos costes cuando se crea que están gravemente distorsionados. Hsiao se centró en variables de esfuerzo (tiempo, esfuerzo mental, conocimiento, juicio clínico, habilidad técnica, esfuerzo físico y estrés psicológico) para proponer una valoración relativa de las especialidades. Hoy nos centraríamos más en variables de resultado final manteniendo las actualmente disponibles de resultados intermedios, con los mínimos ajustes posibles (clase social, principalmente).

También el trabajo clínico asociado, por cuenta propia, podría contribuir a mejorar tanto retribuciones como satisfacción con el ejercicio profesional. Se precisa, no obstante, una capacidad reguladora que no necesariamente cabe esperar de una gestión pública que tampoco ha sabido estimular debidamente a sus huestes profesionales. Mantiene vigencia, en cambio, la idea de que las condiciones de trabajo de los profesionales de un centro pueden estar parcialmente relacionadas con el desempeño y calidad comparativa de su centro.

Ni la descentralización de la negociación colectiva, ni el establecimiento de una cierta "competencia por comparación" (también llamada competencia gestionada) entre centros sanitarios son recetas implantables a corto plazo, pero sí deben considerarse líneas de tendencia a las que, mejor o peor, más pronto o más tarde, habrá que adaptarse acompañando las medidas que tienen que permitir la flexibilización de la oferta de servicios y profesionales en España.

Flexibilizar condiciones de trabajo y diferenciar sueldos

La Administración Pública no puede renunciar al uso de la negociación individual de las condiciones de trabajo para abordar el déficit de enfermeras en AP, pediatras o médicos generales en determinadas zonas, franjas horarias y funciones. La flexibilización de las condiciones de trabajo puede producirse en todas sus dimensiones: dedicación (importantísimo fomentar la dedicación parcial y la flexibilidad de horarios en una profesión muy feminizada; recordemos que el atributo que más valoran los estudiantes de sexto de Medicina del ejercicio profesional es el horario), funciones asistenciales y variedad a lo largo de la carrera profesional de los componentes asistencial, docente, gestor e investigador de los diferentes puestos de trabajo que puedan desempeñarse.

Los sueldos vienen, en última instancia, determinados por la oferta y la demanda, lo cual no implica, como ya hemos señalado, que el regulador esté satisfecho con el dictum del mercado, del que puede esperarse poca valoración del "esperar y ver", escaso aprecio a la silla marañoniana como mejor instrumento diagnóstico y, sí en cambio, fascinación tecnológica acrítica.

El desajuste entre oferta y demanda de médicos de familia no se resuelve aumentando el número de plazas MIR, porque se producen fugas de residentes hacia otras especialidades, y de médicos formados hacia Urgencias. Es previsible que con el aumento masivo de graduados en Medicina, que comenzará en los próximos años, al haber aumentado fuertemente el *numerus clausus*, la demanda de Medicina de Familia aumente, porque en términos relativos la oferta de especialización se contraerá radicalmente (suponiendo que el número de plazas MIR se mantenga más o menos estable). Pero esa no es una solución de la crisis. La solución ha de venir por una refundación de la Medicina de Familia (que no de la AP). Redefinir el papel de la Enfermería y de los servicios administrativos y asignar a los médicos tareas de mayor valor añadido. Años de exceso de médicos han llevado a una subocupación profesional que aconseja que se dejen de hacer funciones que pueden mecanizarse o pueden ser desempeñadas igual o mejor por otros profesionales. Particularmente, en AP, y tal como, entre otros, viene defendiendo Josep Casajuana[6], hay que revisar por completo los contenidos administrativos de las consultas: realizar las actividades administrativas fuera de las mismas, cuestionar y compartir con otros profesionales todas las actividades autogeneradas (básicamente, controles de crónicos), incluida la propia definición de enfermo crónico (no hay control sin autocontrol) e implicar intensamente a la Enfermería en la asistencia a las enfermedades agudas.

Porque la crisis no afecta a los médicos de AP (hemos visto que la Pediatría goza de excelente salud en los mercados), ni de la atención clínica general (pues la Enfermería de AP está relativamente bien cotizada, mejor que otras especialidades de enfermería[2]). La crisis es de la Medicina de Familia. Las estrategias de atención a la cronicidad[7]) pueden suponer un revulsivo, pero también son un riesgo de aumentar la brecha.

Para terminar, destacamos en la tabla 3-5 los hechos relevantes presentados en este trabajo, los problemas y posibles intervenciones en busca de solución:

Tabla 3-5. Importancia de los distintos atributos del ejercicio profesional para los estudiantes de sexto de Medicina

Número	Hecho	Problema/solución
1	A muchos estudiantes de Medicina les resulta atractiva la Medicina de Familia, pero casi el doble elegiría Medicina interna	Planes de estudio de Medicina: más énfasis en la Medicina de Familia. Más prestigio académico. Cátedras
2	Los estudiantes valoran sobre todo el horario, vacaciones, conciliación con la vida familiar	Mejorar el atractivo de la AP flexibilizando las condiciones de trabajo. Transición prudente hacia la autogestión de grupos de profesionales
3	Casi la mitad de los estudiantes a los que les gusta la Medicina de Familia más que cualquier otra no la elegirían por las condiciones laborales, retributivas, de prestigio, etc., a pesar de que consideran que la probabilidad de encontrar trabajo es muy alta	Medicina de Familia debe ser capaz de ofrecer capacidad resolutiva para ser más demandada por las organizaciones sanitarias integradas del futuro. Los financiadores públicos no tienen por qué aceptar preferencias de usuarios mal informados y pueden influir en el diferencial de remuneraciones entre médicos de familia y otros especialistas
4	La retribución importa. Para el 40% de los estudiantes está entre los tres primeros atributos en importancia	Revisar sistemas de pago y nivel retributivo del médico de familia en relación con otras especialidades

Tabla 3-5. Continuación

Número	Hecho	Problema/solución
5	La MFyC es la última en ser elegida (salvo las de escuela) en el MIR	Dar un vuelco a la profesión. Si no se hace algo drástico, el problema se puede agravar con la reforma de la troncalidad
6	La cotización de la MFyC ha experimentado una caída en los últimos años en el mercado MIR. Está desapareciendo la élite vocacional que podría abanderar la especialidad	Dar un vuelco a la profesión. Si no se hace algo, el problema por su propia inercia tenderá a agravarse en una senda dinámica de degradación progresiva
7	La Medicina de Familia se está extranjerizando. El 44,7% de los que entraron al MIR en 2011 son extranjeros, con posiciones en el baremo peores que las de los españoles	Necesidad de una estrategia del país en lo que concierne a formación médica especializada. Necesidad de una estrategia específica de integración de los médicos de familia extranjeros. Tomar ejemplo del Reino Unido de los años 90 y los primeros de 2000
8	El sistema MIR tiene poca capacidad de retención de los residentes de familia. Abandonan en el primer y segundo año	Revisar la formación de los R1-R2. Estudio específico
9	Muchos médicos de familia huyen a Urgencias	El problema se agravará con la nueva especialidad de Urgencias y emergencias, a la que se podrá acceder desde la Medicina de Familia
10	Problema sistémico. Crisis de la Medicina de Familia	Vuelta a lo básico: *low cost medicine*, priorización clínica de la cartera de servicios. Recuperación de la silla como mejor instrumento diagnóstico. Financiación capitativa

Los 9 primeros hechos son en realidad manifestaciones de una enfermedad principal, y los problemas recurrirán hasta que no se ataque el origen. Hay que reducir la enorme brecha entre la profesión y la ocupación de un médico de familia en España. La ocupación incluye una serie de tareas administrativas sencillas, que podrían realizar otros trabajadores, y esto resta prestigio a los médicos de familia, pues el prestigio de una profesión se fundamenta en la escasez y en la insustituibilidad para realizar funciones cualificadas y socialmente valoradas.

Finaciación

Este trabajo ha sido parcialmente financiado por el Proyecto ECO2010-21558 (subprograma ECON) del Plan Nacional de I + D (Investigación Fundamental no Orientada).

BIBLIOGRAFÍA

1. Goldacre MJ, Laxton L, Lambert TW. Medical graduates' early career choices of specialty and their eventual specialty destinations: UK prospective cohort studies. BMJ. 2010;341:c3199.
2. González López-Valcárcel B, Barber Pérez P. Planificación y formación de profesionales sanitarios, con foco en la atención primaria. Gaceta Sanitaria. 2012; Informe SESPAS 2012. En prensa.
3. Vaughn BT, DeVrieze SR, Reed SD, Schulman KA. Can We Close The Income And Wealth Gap Between Specialists And Primary Care Physicians? Health Affairs. 2010;29(5):933-40.
4　Laugesen M, Glied S. Higher fees paid to US physicians drive higher spending for physician services compared to other countries. Health Affairs. 2011;30(9):1647-56.
5. Fujisawa R, Lafortune G. The remuneration of general practicioners in 14 OECD countries: What are the factors influencing variations across countries? OECD Health Working Papers 41. París: OECD; 2008.
6. Casajuana J. En búsqueda de la eficiencia: dejar de hacer para poder hacer. FMC. 2005;12:579-81.
7. Osakidezka. Estrategia para afrontar el reto de la cronicidad en Euskadi. Gobierno Vasco. Disponible en: http://cronicidadblogeuskadinet/descargas/plan/EstrategiaCronicidadpdf. 2010.

ANEXO I. Lista de las 44 especialidades médicas

1.	Alergología	22.	Medicina del trabajo
2.	Análisis clínicos	23.	Medicina Familiar y Comunitaria
3.	Anatomía patológica	24.	Medicina física y Rehabilitación
4.	Anestesiología y reanimación	25.	Medicina intensiva
5.	Angiología y cirugía vascular	26.	Medicina interna
6.	Aparato digestivo	27.	Medicina nuclear
7.	Bioquímica clínica	28.	Medicina preventiva y salud pública
8.	Cardiología	29.	Microbiología y parasitología
9.	Cirugía cardiovascular	30.	Nefrología
10.	Cirugía general y del aparato digestivo	31.	Neumología
		32.	Neurocirugía
11.	Cirugía oral y maxilofacial	33.	Neurofisiología clínica
12.	Cirugía ortopédica y Traumatología	34.	Neurología
13.	Cirugía pediátrica	35.	Obstetricia y Ginecología
14.	Cirugía plástica, estética y reparadora	36.	Oftalmología
15.	Cirugía torácica	37.	Oncología médica
16.	Dermatología médico-quirúrgica y Venereología	38.	Oncología radioterápica
		39.	Otorrinolaringología
17.	Endocrinología y Nutrición	40.	Pediatría y sus áreas específicas
18.	Farmacología clínica	41.	Psiquiatría
19.	Geriatría	42.	Radiodiagnóstico
20.	Hematología y hemoterapia	43.	Reumatología
21.	Inmunología	44.	Urología

CAPÍTULO 4

La prescripción farmacéutica en Atención Primaria. Mucho más que un problema de gasto

Gabriel Sanfélix-Gimeno, Salvador Peiró y Ricard Meneu

La prescripción farmacéutica en Atención Primaria. Algo más que un problema de gasto

La visibilidad de la prescripción y del gasto asociado a la misma eclipsa el complicado entramado de actuaciones clínicas que la preceden y determinan. La prescripción parece el lógico resultado final del encuentro clínico y, en demasiadas ocasiones, puede suplantarlo o reducirlo a la mera emisión de unas recetas. Prescribir medicamentos es una actividad extraordinariamente frecuente, tanto que entregamos unas 30 recetas cada segundo, todos los días, sus 24 horas. Aunque en el contexto del Sistema Nacional de Salud (SNS) una "receta" equivale al "envase" de un fármaco (antes que a una prescripción, concepto que se refiere a la indicación de un medicamento durante un periodo de tiempo y puede incluir numerosos envases), no es sin merecimiento que España defiende la medalla de plata —sólo por detrás del oro estadounidense— en el Mundial de consumo de fármacos[1].

En 2010 el SNS facturó 958 millones de recetas[2]. Cerca de 200 millones de recetas adicionales (estimaciones propias) fueron prescritas pero no dispensadas, no fueron retiradas por los pacientes. Estas cifras omiten las prescripciones en receta privada y las correspondientes a las mutualidades públicas de funcionarios (MUFACE, MUGEJU, ISFAS) con recetas diferentes y opacas al escrutinio de esta prestación financiada públicamente. Tampoco incluyen los no menos opacos productos de uso hospitalario no dispensados en oficinas de farmacia.

La casi totalidad de este casi millardo de recetas dispensadas, excepto un discreto porcentaje de recetas cumplimentadas por especialistas, fue formalmente prescrito en Atención Primaria (AP). Sin embargo, una parte sustancial respondía a la indicación de médicos hospitalarios y especialistas (prescripciones al alta hospitalaria, en los servicios de urgencias, en consulta externa y en centros de especialidades). La "prescripción inducida" es un rasgo idiosincrásico del SNS español[3] que, salvo en estudios concretos, impide conocer las características específicas de la prescripción en "Atención Primaria". Por ello, en este texto (por lo demás, como en la mayor parte de los trabajos españoles) la expresión "prescripción en Atención Primaria" debe entenderse como "prescripción en receta oficial del SNS" y, como norma, la atribución de aciertos y problemas debe repartirse entre los diferentes niveles asistenciales. El gasto asociado a esta entusiasta actividad prescriptora aproximaba, en 2009 y en cifras redondas, los 14.000 millones de euros[2], unos 300 euros por habitante y año, aunque menos de 80 euros/año para los habitantes "activos" y acercando los 2.000 para los "pensionistas". En torno al 6% de este gasto, algo más de 800 millones de euros, fue sufragado por los propios pacientes (copagos de los "activos") y el resto corrió a cargo del SNS[2].

Pese a su visibilidad (y ser el "oscuro objeto del deseo" de prácticamente todas las políticas farmacéuticas) el gasto farmacéutico no es el único —ni posiblemente el principal— problema de la prescripción en el SNS. Aunque parezca una obviedad (y lo es), la prescripción es una actuación crítica para la salud de los pacientes. Muchos medicamentos, empleados de forma adecuada en las poblaciones adecuadas, reducen la probabilidad de sufrir algunas enfermedades, acortan la duración o la gravedad de otras, mejoran la funcionalidad y la calidad de vida de las personas, alivian los síntomas de las enfermedades crónicas y reducen el riesgo de muerte o de cuadros potencialmente letales. A la inversa, no prescribir los medicamentos adecuados a las personas adecuadas puede traducirse en un importante deterioro de su salud (que, a su vez, puede derivar en un importante gasto asistencial). A veces, los medicamentos, incluso en su uso adecuado, producen efectos adversos. Aunque estos efectos son usualmente menores, ocasionalmente pueden llegar a ser graves. También hay medicamentos poco o nada eficaces. Y, otras veces, medicamentos eficaces se emplean inadecuadamente en situaciones en las que no aportan valor, incrementando el riesgo poblacional de efectos adversos sin la contrapartida de aumentar la probabilidad de beneficios clínicos. Dada la masiva exposición de la población a los medicamentos (recordemos: casi 1.000 millones de recetas/año) los riesgos asociados a su consumo adquieren una enorme relevancia desde la perspectiva de la salud pública. Probablemente, superior a la de muchas patologías de alta prevalencia.

No parece una obviedad (aunque también lo sea) apuntar que "el problema" del gasto farmacéutico es una de las consecuencias de "los problemas" de la prescripción (y de la regulación y gestión de la prestación farmacéutica) antes que su causa. En la figura 4-1 se muestra un diagrama de los componentes del gasto farmacéutico y algunas de las políticas para enfrentarlos[4]. Más allá del precio de los medicamentos (su regulación, la relación entre el precio y el valor clínico aportado, la selección de medicamentos similares de mayor o menor precio, etc.), los problemas del SNS parecen centrarse en los otros elementos: 1) las cantidades dispensadas; 2) la calidad y adecuación de los tratamientos, tanto por defecto como por exceso; y 3) los costes derivados del fracaso terapéutico (medicación errónea, insuficiente, abandonada, etc., que conduce a un deficiente control del problema de salud) y de los efectos adversos (daño causado por los medicamentos). En este capítulo intentaremos caracterizar el estado actual del SNS respecto a estos tres elementos: consumo de medicamentos, adecuación de la prescripción y efectos adversos de la sub y sobreutilización.

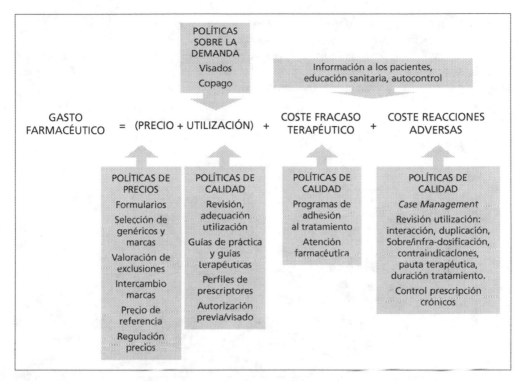

Figura 4-1. Componentes del gasto farmacéutico y políticas farmacéuticas. Fuente: Meneu R, et al[4].

El problema de las cantidades dispensadas.
Elevado consumo y alta variabilidad

Según la Encuesta Nacional de Salud (ENS) de 2001, el 48% de los españoles había tomado un medicamento en las dos semanas previas a la entrevista. La ENS de 2003 sitúa esta cifra en el 55% y la de 2006 en el 62%. Para las personas de 65 a 74 años estos guarismos fueron del 81, 86 y 89%, y para las de 75 y más años del 86, 92 y 93%[5]. Los datos publicados por el Observatorio del uso de medicamentos de la Agencia Española de Medicamentos y Productos Sanitarios (AEMPS), referidos a un conjunto amplio pero no exhaustivo de grupos farmacéuticos (antiinflamatorios no esteroideos, analgésicos opioides y no opioides, antimigrañosos, ansiolíticos e hipnóticos, antipsicóticos, antiepilépticos, antiparkinsonianos, antiulcerosos, antidiabéticos, hipolipemiantes, antiagregantes, antihipertensivos, antiasmáticos y antibacterianos) muestran que las dosis diarias definidas (DDD) por 1.000 habitantes y día dispensadas a cargo del SNS han pasado de 502 en el 2000 a 754 en el 2006, lo que supone un crecimiento medio anual del 8,4%[6].

Las cifras crudas de recetas dispensadas a cargo del SNS también muestran un notable ascenso en los últimos años, pasando desde 764,6 millones de recetas en 2005 (17,3 por habitante), a 957,9 millones en 2010 (20,4 recetas por habitante)[7]. Más interesante es observar (fig. 4-2) cómo las diferencias en el número de recetas por habitante entre comunidades autónomas (CCAA) varían entre 15 y 25 para 2010, excluyendo las ciudades autónomas de

Ceuta y Melilla, y que estas diferencias no tienden a converger a lo largo del tiempo (coeficientes de variación entre 0,17 y 0,19 para los años revisados). Estos datos sugieren que —como norma, aunque no para todas las CCAA— no existe tanto un proceso de corrección de desigualdades como de crecimiento generalizado, con independencia de que las tasas de prescripción fueran altas o bajas en el origen.

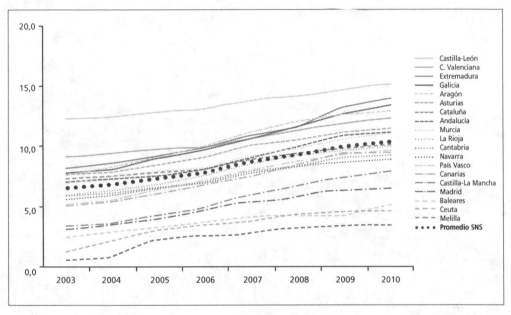

Figura 4-2. Número de recetas por habitante empadronado y comunidad autónoma (2003-2010). Elaboración propia a partir de datos disponibles en la web del Ministerio de Sanidad y Política Social. La línea punteada corresponde al promedio del Sistema Nacional de Salud. Datos crudos (sin ajuste por edad, sexo o porcentaje de activos/pensionistas) por habitante empadronado (sin excluir mutualidades o personas sin cobertura de la prestación farmacéutica).

Recientemente, los trabajos del Grupo de Investigación en Utilización de Medicamentos en el SNS vienen mostrando diferentes aspectos de la variabilidad en las tasas poblacionales de consumo de medicamentos por áreas de salud y zonas básicas. Entre los hallazgos de mayor interés cabe reseñar[8-10]:

1. El precio medio de la DDD de los grupos farmacológicos empleados en cada territorio, una variable que depende de la selección de fármacos de cada grupo en las diferentes áreas, oscila discretamente entre territorios, mientras que las cantidades de medicamentos dispensados varían en mucha mayor cuantía.
2. La variabilidad en el consumo de medicamentos tiene una enorme trascendencia poblacional debido a las elevadas tasas de prescripción. Grandes volúmenes de población recibirán o no un determinado medicamento no tanto en función de la prevalencia poblacional de enfermedades como de su lugar de residencia.
3. La variabilidad en precio y, sobre todo, en las cantidades dispensadas, se traduce en una gran variabilidad en el gasto en medicamentos en cada territorio. Por ejemplo, en 2005 el gasto en receta de pensionista en fármacos cardiovasculares osciló entre los 6.505,7 y los 28.397,1 euros por cada 100 pensionistas según el área de salud de residencia.

4. La variabilidad entre territorios apenas se atenúa al estandarizar por edad, sexo y porcentaje de pensionistas, sugiriendo que tiene escasa relación con las posibles características diferenciales de los residentes en los diferentes territorios.

5. Los grupos terapéuticos para tratar condiciones similares no parecen competir por los mismos pacientes, sino que tienden a mostrarse como complementarios. Por ejemplo, el alto consumo de un tipo de antihipertensivos en un territorio no se asocia a un bajo consumo del resto de antihipertensivos sino, al contrario, a incrementos en el consumo de todos ellos.

6. Los consumos de diversos fármacos se asocian entre sí y en diferentes tipos de población, dibujando territorios que, respecto al conjunto del SNS, se comportan como hiper, normo o hipoconsumidores en la mayor parte de medicamentos. Esto es, el consumo de medicamentos en un territorio es explicado, sobre todo, por el consumo de otros medicamentos. Este fenómeno parece ser independiente de las diferencias en prevalencia de las enfermedades entre territorios.

7. Con carácter general, las variaciones en gasto farmacéutico dependen más de las diferencias en las cantidades de fármacos dispensados en cada territorio que del precio de los mismos. No tanto de que se dispensen más o menos genéricos como de la cantidad total de medicamentos dispensados.

8. En los análisis multinivel, el área de salud a la que pertenece cada centro de salud tiende a influir en la variabilidad en algunos fármacos, aunque no en otros. Esto sugiere que la Atención Especializada común a diferentes centros de salud influye muy notablemente en la prescripción de algunos fármacos que no suelen ser prescritos inicialmente desde la Atención Especializada (por ejemplo, betabloqueantes), pero no tanto en otros que se prescriben masivamente desde AP (por ejemplo, estatinas).

El problema de la adecuación de los tratamientos

Siguiendo —sin demasiada fidelidad, todo sea dicho— la aproximación utilizada por Buetow a los problemas de adecuación de la prescripción, estos pueden referirse a[11]:

1. Los problemas de indicación (o no) de un tratamiento farmacológico, que se producen por dos vías muy diferentes: prescribir un medicamento innecesariamente (sin beneficios clínicos para el paciente, sobreutilización) u omitir una prescripción beneficiosa para el paciente (subutilización).

2. Los problemas de elección del medicamento, una vez se ha decidido prescribir y con independencia de la adecuación de la indicación. Incluyen la prescripción de fármacos contraindicados en pacientes concretos, la prescripción coetánea de medicamentos con interacciones potencialmente dañinas, la duplicación innecesaria de productos similares y la elección de medicamentos subóptimos respecto a otros disponibles, incluyendo la no elección de los medicamentos equivalentes de menor precio (típicamente, la no prescripción de genéricos cuando están disponibles).

3. Los problemas de administración del medicamento se han centrado tradicionalmente en los errores de vía de administración y posología (dosificación, frecuencia y duración) y pueden traducirse en tratamientos que no alcanzan el umbral terapéutico o, por el contrario, en efectos adversos por dosis excesivas. Este apartado también incluye los problemas derivados de la inadecuada comunicación con el paciente (con cada

paciente en función de su estado cognitivo, autonomía, cultura, etc.) respecto a pautas, formas de administración, efectos previsibles y otros determinantes del correcto cumplimiento del tratamiento, así como los derivados de la correcta transmisión de la prescripción a las oficinas de farmacia.

4. Los problemas vinculados al seguimiento y revisión del tratamiento incluyen la no verificación de la efectividad del tratamiento, su no modificación cuando resulta insuficiente (inercia terapéutica), así como la no verificación de la adherencia y la no identificación —y corrección en lo posible— de los efectos adversos.

Obviamente, a los problemas de la prescripción pueden unirse problemas en otros puntos de la cadena farmacéutica (errores en la dispensación, errores del paciente...) que incrementan los resultados adversos, sean estos en forma de fracaso terapéutico, de reacciones adversas o, simplemente, de despilfarro de recursos. En todo caso, afinar conclusiones sobre la adecuación de la prescripción en la Atención Primaria del SNS no es fácil. La mayor parte de los estudios disponibles han abordado un determinado problema, en subgrupos depoblación definidos, en lugares concretos y su generalización al conjunto del SNS es compleja.

Indicaciones inadecuadas: pasarse o no llegar

Meneu y Gil-Cervera[12] revisaron los artículos españoles publicados entre 1991 y 2003 que documentaban problemas de inadecuación de la prescripción siguiendo, también aproximadamente, la taxonomía de Buetow[11]. Respecto a los problemas de indicación, la citada revisión señala la sobreutilización de antibióticos, sobre todo en las infecciones respiratorias, como uno de los temas recurrentes de la literatura española, aunque en otros grupos terapéuticos como los antiulcerosos, o los hipolipemiantes también describe porcentajes muy abultados —superiores a los dos tercios de lo dispensado— de prescripción inadecuada. En el lado opuesto de la inadecuación, pacientes que no reciben un tratamiento que estaría indicado, destacan los estudios en prevención secundaria de la cardiopatía isquémica, hipertensión arterial y asma, así como los relativos al manejo de síntomas "menores" (por ejemplo, laxantes o antieméticos en pacientes oncológicos tratados con opiáceos)[13]. Algunos trabajos han mostrado también un problema de indicación debido a un diagnóstico incorrecto (por ejemplo, porcentajes elevados de diagnósticos dudosos de hipertensión[14] o hiperlipemia[15] que conducían a tratamientos innecesarios).

En la tabla 4-1 se muestran los resultados de una revisión (no exhaustiva) de estudios sobre la adecuación de algunos tipos de medicamentos en el SNS publicados en la última década. Por sobreutilización destacan los antibióticos (entre el 6 y el 55%)[16-27], hipolipemiantes (entre el 10 y el 79%)[28-33], antiulcerosos (entre el 13 y el 54%)[34-37] y, sobre todo, el abuso de los antiosteoporóticos (entre el 43 y el 92%)[38-41]. Por el lado de la subutilización cabe señalar, además del tratamiento anticoagulante en la fibrilación auricular (entre el 33 y el 75% de pacientes con indicación no tratados)[42-44] y el de la prevención secundaria de la cardiopatía isquémica (analizado específicamente en otro trabajo)[45], la capacidad para combinar el sobreuso de algunos fármacos en poblaciones de bajo riesgo con un cierto grado de subutilización en grupos de alto riesgo y en prevención secundaria (caso de los hipolipemiantes[29,30,32,33], la gastroprotección con inhibidores de la bomba de protones[34,37] o, probablemente, de los propios antiosteoporóticos en personas mayores con fractura osteoporótica previa).

Tabla 4-1. Estudios observacionales sobre inadecuación de la prescripción (indicación de tratamiento) en el Sistema Nacional de Salud

Autores	Año	Lugar	n	% Sobreutilización	% Subutilización
Antibióticos					
Rotaeche et al, 2001[16]	1998	País Vasco	3.182	40%	---
Ochoa et al, 2000[17]; Solís et al, 2000[18]; Ochoa et al, 2001[19]; 2003[20]; Vallano et al, 2004[21]	1997	11 SUH	6.249	11,5% (BQL) 31,5% (BQ) 54,8% (FA) 13,9% (NAC) 25,6% (OMA) 22,2% (otros) 36,9% (total)	
Albañil et al, 2002[22]	1997 2000	Una consulta Pediatría AP (Madrid)	456	15% (1997) 6% (2000)	---
*Caminal et al, 2005[23]	1998	40 CS (Cataluña)	2.470	28%	4%
Ramos et al, 2005[24]	¿?	1 SUH (Madrid)	189	43%	
Sanz et al, 2005[25]	¿?	Tenerife (niños)		34,3%	
Durán et al, 2010[26]	2008	Un SUH pediátrico (Barcelona)	233	30% (OMA) 28% (FA) 9% (NAC) 22,3% (total)	
Velasco et al, 2010[27]	2006	Un SUH (Madrid)	151	20,5% (IU)	
Hipolipemiantes					
Sanz et al, 2000[28]	1997	4 CS (Madrid)	1.009	68% (> 65 años)	---
*Segade et al, 2002[29]	2001	3 CS (Santiago de Compostela)	724	66% (RCV 15%) 46% (RCV 30%) 9% (RCV 15%) 2% (RCV 30%)	
Gómez-Belda et al, 2003[30]	2001	Unidad de HTA (Valencia)	1.811	---	11,2%
Lahoz et al, 2007[31]	2004	España (todos los pacientes)	1.817	10% (NCEP) 38% (SCORE)	--- ---
Lahoz et al, 2007[31]	2004	España (prevención primaria)	1.817	18% (NCEP) 79% (SCORE)	--- ---
Roberto et al, 2009[32]; Marcos et al 2009[33]		Consultas AP Extremadura	988	--- ---	22,4% (Diab) 12,9% (ECV)
Inhibidores de la bomba de protones					
*De Dios et al, 200334	2000	Un SUH (Madrid). Pacientes con AINE	151	54%	15%
Carvajal et al, 200435	2001-2002	Farmacias (Valladolid, León). Pacientes con AINE	920	25%	---
De Burgos et al, 2006[36]	2003	Un CS (Madrid)	412	54%	---
De Burgos et al, 2006[36]	2003	Un CS (Madrid) pacientes con AINE	412	20%	---
*Carrillo et al, 2008[37]		Un CS (Barcelona) pacientes con AINE	476	13%	16%

Tabla 4-1. Continuación

Autores	Año	Lugar	n	% Sobreutilización	% Subutilización
Antiosteoporóticos					
Zwart et al, 2004[38]	¿?	Un CS (Girona)	81	92%	---
Arana-Arri et al, 2008[39]	¿?	Un Comarca (País Vasco)	332	53%	---
Amaya et al, 2010[40]	2008	Un CS (Puerto Real)	310	74% (MG) 63% (ME)	--- ---
De Felipe et al, 2010[41]	2007	Un CS (Madrid)	216	43%	---
Anticoagulantes en fibrilación auricular					
Romera et al, 2004[42]	2001	TresCS (Madrid)	274	---	45% (total) 75% (> 75 años)
Gayoso et al, 2005[43]	2003	Un área (Ourense)	411	---	67% (> 65 años) 74% (> 75 años)
Coll-Vinent et al, 2007[44]	2004	Un CS + un hospital (Barcelona)	293	---	33%

Estudios publicados entre 2000 y 2010. CS: centro de salud; ME: médico especialista; MG: médico general.
*Se valoró la adecuación del tratamiento en todos los pacientes, incluyendo los que no recibieron tratamiento.

La información a los pacientes

La comunicación médico-paciente y la información que se transmite al paciente sobre los tratamientos es un aspecto esencial en la prescripción. Su ausencia o deficiencia puede dar lugar a diversos problemas en la administración del medicamento, a sub o sobredosificación, y al deterioro de la adherencia y la continuidad del tratamiento. Esto se traduce en una reducción de la efectividad de los tratamientos, un aumento de los acontecimientos adversos prevenibles y un mayor uso de los servicios sanitarios. Respecto a los estudios que revisan la información que reciben o el conocimiento que tienen los pacientes sobre los medicamentos prescritos (tabla 4-2), casi un 31% de los pacientes declararon en una encuesta no recibir nunca o casi nunca información de sus médicos y hasta un 82% no recibir información escrita[46], aunque estas cifras pueden mejorar si se valoran en la consulta[47]. En consonancia, los estudios que evalúan el conocimiento de los pacientes sobre sus propios tratamientos muestran resultados inquietantes[48-50]. Por ejemplo, un trabajo que valoraba el grado de conocimiento del manejo de la nitroglicerina sublingual en pacientes con cardiopatía isquémica mostró que solo el 16% sabía cómo utilizarla ante una crisis de angina de esfuerzo (menos de la mitad había recibido información al respecto por su médico de Atención Primaria)[51]. El mal uso de aerosoles presurizados en pacientes con enfermedad pulmonar obstructiva crónica es otro ejemplo llamativo, donde se alcanzan cifras superiores al 50% de manejo incorrecto[51]. Las intervenciones realizadas para mejorar la información recibida por los pacientes respecto a los tratamientos prescritos han mostrado resultados positivos tanto en el conocimiento por parte de los pacientes como en la mejora de la adherencia y la consecución de los objetivos terapéuticos[51,52].

Tabla 4-2. Estudios

López Díaz et al, 2001[48]	2000	Encuestas en 10 farmacias de Toledo ($n = 318$) para estimar la comprensión de la pauta antibiótica y valorar si la existencia de instrucciones escritas mejora la comprensión del tratamiento prescrito	Un 19,2% contestó de manera errónea sobre la pauta prescrita (el 16% de aquellos con instrucciones escritas frente al 21% sin ellas). El 33% llevaba instrucciones escritas por el médico
López de la Iglesia et al, 2003[49]	2001	Entrevistas (3 ZBS urbanas de León) para cuantificar el grado de conocimiento de los pacientes diagnosticados de cardiopatía isquémica sobre el uso de la nitroglicerina sublingual ($n = 77$)	El 16,1% conocen su manejo ante una crisis de angina de esfuerzo. Un 41% recibió información sobre el manejo por el médico de AP
Ruiz et al, 2004[50]	2002	Entrevistas telefónicas a mujeres (45-65 años) para conocer su grado de información sobre el tratamiento con terapia hormonal sustitutoria en 1 CS de Granada ($n = 371$)	El 90,7% de mujeres en tratamiento conoce sus beneficios frente al 57,3% sin tratamiento (92,6 frente a 13,1% proviene de profesionales sanitarios). El 57,3% en tratamiento conoce sus riesgos frente al 28,2% sin tratamiento (41,9 frente a 18,3% proviene de profesionales sanitarios).
Barca Fernández et al, 2004[47]	2003	Evaluación de la información proporcionada por el médico y la solicitada por el paciente en la entrevista clínica en 3 CS de Toledo ($n = 152$), y la participación del paciente en la toma de decisiones	En el 88,3% de visitas se proporciona información oral sobre el tratamiento, un 69,4% de los pacientes no participó en la toma de decisiones sobre el tratamiento
Leal Hernández et al, 2004[51]	--	Evaluación de una intervención informativa para la mejora del uso de aerosoles presurizados en pacientes con EPOC en un CS de Murcia ($n = 120$; 40 sin intervención, 40 información oral, 40 información escrita)	Inicialmente se aprecia una baja calidad en el uso de aerosoles (cumplimiento medio de criterios del 40%). Tras la intervención el cumplimiento de criterios en el grupo de información escrita fue del 74%, frente a un 82% en el grupo de información oral
Badía Llach et al, 2005[46]	2003	Entrevistas telefónicas a población española ($n = 1.069$) para conocer su opinión sobre la información de medicamentos a la que tienen acceso	El 30,6% declara no recibir nunca o casi nunca información sobre los medicamentos de prescripción; al 81,7% su médico no le suele entregar información escrita
Mostaza Prieto et al, 2007[52]	2004	Evaluar mediante entrevista ($n = 2.347$) el conocimiento de los sujetos que reciben tratamiento con estatinas, y evaluar la asociación con la consecución de objetivos terapéuticos en el SNS	Un 25% de los pacientes desconoce cuál de los tratamientos que toma es el dirigido a reducir su colesterol, el 46% conoce la posología, y la mayoría ignora los efectos adversos. El mejor conocimiento se asocia con una mayor consecución de objetivos terapéuticos

CS: centro de salud; NGSL: nitroglicerina sublingual; SNS: Sistema Nacional de Salud; THS: terapia hormonal sustitutiva; ZBS: zonas básicas de salud.

Ancianos, crónicos y polimedicados

Si hay un grupo de pacientes en los que se concentran los problemas de prescripción son los ancianos con enfermedades crónicas polimedicados. Los estudios observacionales en este grupo de pacientes frágiles muestran (tabla 4-3) una importante proporción de tratamientos con interacciones potencialmente graves[53,54], de medicación inadecuada (especialmente psicofármacos)[55-61], desconocimiento de aspectos esenciales de la posología o el tratamiento[51], ausencia de tratamientos efectivos[62-64] y un elevado volumen de problemas relacionados con medicamentos y reacciones adversas[64-67]. En otro terreno, también resulta alarmante los porcentajes de automedicación en estos pacientes que elevan las posibilidades de interacciones.

Tabla 4-3. Estudios observacionales sobre problemas de prescripción en pacientes ancianos polimedicados en el Sistema Nacional de Salud

Calvet et al, 2001[53]	1998	Revisión de interacciones farmacológicas en pacientes crónicos ($n = 626$) de un CS. Barcelona.	Pacientes con interacciones: 31,5% (interacciones de relevancia clínica: 24,9%)
Carreño V et al, 2008[54]	2007	Revisión de interacciones en pacientes ($n = 174$) polimedicados (9 fármacos/paciente). Almería	21,2% de pacientes con interacciones
Garolera et al, 2001[55]	1998	Revisión de historias clínicas ($n = 384$) de residentes en residencias geriátricas para valorar adecuación de psicofármacos (criterios Beers y Garrad). Barcelona	Inadecuación de neurolépticos 26,0%
Góngora et al, 2004[56]	1999-2000	Seguimiento (14 meses) de pacientes ancianos institucionalizados ($n = 399$) en residencias geriátricas para identificar prescripciones inadecuadas (criterios Beers). Granada	72,4% de los pacientes con al menos una prescripción inadecuada
Gavilán et al, 2006[57]	2004	Revisión a domicilio de la adecuación del tratamiento (criterios Beers) en ancianos inmovilizados ($n = 143$) de 14 CS de zonas rurales (polimedicación: 6,8 fármacos/paciente). Córdoba	35% ancianos con algún fármaco inadecuado; 78% de la prescripción inadecuada se origina en AP.
Sicras-Mainar et al, 2006[58]	2001 2004	Evaluación de consumo de psicofármacos inadecuados (criterios de Beers) en residencias de ancianos de dos sectores en 2001 ($n = 4.795$) y 2004 ($n = 6.075$). Barcelona	Psicofármacos inadecuados: 19,0% (2001) y 14,2% (2004)
Puig Ferrer et al, 2008[59]	2005-2006	Revisión de pacientes polimedicados (12,9 fármacos/paciente) > 65 años ($n = 932$) de un centro de Atención Primaria (criterios Beers, Hanlon). Castellón	73% pacientes con al menos un fármaco inadecuado

Tabla 4-3.   Continuación

Sicras-Mainar et al, 2008[60,61]	2001 2006	Evaluación de consumo de psicofármacos inadecuados (criterios Beers) en residencias de ancianos de Cataluña en 2001 ($n = 4.795$) y 2006 ($n = 6.350$)	Psicofármacos inadecuados: 19,0% (2001) y 12,5% (2006)
Leal et al, 2004[51]	¿?	Entrevista a pacientes polimedicados ($n = 212$ [< 65] y 218 [> 65]) sobre su conocimiento de la posología prescrita. Murcia	Sólo el 20-30% de los pacientes con 8-9 fármacos conocen su posología
Schwarz et al, 2005[62]	2001- 2002	Revisión del estado vacunal (vacunación antigripal) de pacientes crónicos (3.868). Valencia	45,6% de ancianos crónicos no vacunados
Fernandez-Lisón et al, 2006[63]	¿?	Entrevista a ancianos polimedicados (9,3 fármacos/paciente) no hospitalizados ($n = 73$) para identificar errores de medicación. Huelva	42,5% con al menos un error de medicación
Gómez MA et al, 2009[64]		Revisión de pacientes polimedicados (8,1 fármacos/ paciente) ambulatorios ($n = 422$) durante 6 meses para identificar PRM. Badajoz	Se detectaron 245 PRM (efectividad: 60%; seguridad: 29%)
Puche et al, 2003[65]	2001	Revisión de historia ($n = 400$) durante 12 meses en ancianos institucionalizados para identificar RAM graves. Granada	El 6,2% de los pacientes padecieron al menos una RAM (un 36% graves)
Vila et al, 2003[66]	2000	Revisión de pacientes > 65 en hospital ($n = 185$), convalecencia ($n = 325$) y larga estancia ($n = 355$)	RAM: 9% (15, 5, 10% según tipo unidad). Evitables: 49%
Parody et al, 2005[67]	2002	Seguimiento prospectivo (8 meses) de pacientes polimedicados ($n – 155$) para identificar (y solucionar) PRM en un CS. Barcelona	El 59,4% de los pacientes presentaron un PRM (60% relacionados con la seguridad)

CS: centro de salud; PRM: problema relacionado con medicamentos; RAM: reacciones adversas a medicamentos; RNM: resultado negativo asociado a medicamentos; SUH: Servicio de Urgencias hospitalarias.

El problema de los resultados: entre la ausencia de efectividad y los efectos adversos

La terminología de los sucesos adversos relacionados con medicamentos es, como poco, enmarañada. En parte por las dificultades para atribuir con mayor o menor certidumbre el efecto adverso a un medicamento o a otras causas, valorar si el daño se produjo con un uso y posología adecuados del fármaco o por un uso inapropiado del mismo, incluyendo los errores de prescripción o dispensación, o si incluir o no el fracaso terapéutico entre los efectos adversos[68,69]. En todo caso es importante señalar que los problemas relacionados con medicamentos (PRM) no siempre suponen la presencia de daño (reacciones adversas a medicamentos [RAM]) y no siempre implican un uso inadecuado de los medicamentos (las RAM pueden producirse en el uso adecuado del fármaco).

El estudio más extenso de cuantos han tratado los PRM en Atención Primaria en el SNS es, sin duda, el APEAS que en el año 2006 revisó más de 96.000 consultas de Atención Primaria de diversos centros de salud repartidos por toda España[70] (tabla 4-4). El APEAS identificó efectos adversos en una de cada 100 visitas (Medicina general: 1,03; Enfermería: 1,15; Pediatría: 0,48) de los que casi la mitad (el 48,2%) estuvieron relacionados con medicamentos. Respecto a su gravedad, el APEAS clasificó el 64,3% como leves, el 30,0% como moderados y el 5,7% como graves; un 46% de los efectos adversos se consideraron evitables. Aunque el porcentaje de efectos adversos pueda parecer menor, su multiplicación por la actividad de la AP del SNS (393 millones de consultas de AP en 2009: Medicina general 225 millones; Enfermería 133 millones; Pediatría 35 millones) revela un panorama muy preocupante. En cifras redondas estaríamos hablando de casi 19 millones de efectos adversos atribuidos a medicamentos, de los que algo más de un millón serían graves y casi la mitad (8,8 millones) potencialmente evitables. Alos et al, en el seguimiento a largo plazo de pacientes ancianos en un centro de salud, encontraron un 41% de pacientes con al menos un PRM identificado por su médico de AP (con un promedio de 2,3 PRM por caso)[71].

Tabla 4-4. Estudios que describen problemas relacionados con medicamentos y efectos adversos en Atención Primaria en el Sistema Nacional de Salud

Problemas relacionados con medicamentos y efectos adversos en Atención Primaria			
Aranáz et al, 2007[70]	2007	Revisión de visitas ($n = 96.047$) a Medicina general, Pediatría y Enfermería de 48 CS para identificar efectos adversos de la atención recibida (España)	1,1 efectos adversos por 100 visitas; 48,2% relacionados con medicamentos; 70,2% evitables
Alos M et al, 2008[71]	1990-2004	Revisión historias ($n = 2.044$) de pacientes > 75 años en un CS (Castellón) para describir AAM identificados por los médicos a lo largo del periodo de estudio	AAM descritos: 41% de los pacientes (2,3 por paciente)

Problemas relacionados con medicamentos como causa de visita a urgencias hospitalarias			
Medina MA et al, 2000[72]	1997	Revisión de visitas con ($n = 354$) y sin RAM ($n = 300$) en un SUH (Granada)	Ingresos por RAM: 13,0%
Baena et al, 2005; 2006[73,74]	2000-2001	Revisión de pacientes ($n = 2.261$) en un SUH para identificar PRM (Granada)	PRM: 33,2%
Cubero-Caballero et al, 2006[75]	¿2003?	Revisión de pacientes ($n = 125$) en un SUH para identificar PRM (Córdoba)	PRM: 56,8% de los pacientes (118 PRM en total); evitables: 69,5%; 13,5% de ingresos causados por PRM
García V et al, 2008[76]	2003	Revisión de pacientes en un SUH ($n = 562$) para identificar visitas e ingresos por RNM (Asturias)	Visitas causadas por RNM: 24,4%; evitables: 83,9%

Tabla 4-4.   Continuación

Problemas relacionados con medicamentos como causa de ingreso hospitalario		
Alcalde Tirado P et al, 2001[77]	1998-1999	Revisión de pacientes ingresados en unidad de agudos geriátrica ($n = 610$) para valorar ingresos por RAM. Barcelona	7,2% de los ingresos fueron causados por RAM
Formiga F et al, 2001[78]	¿?	Revisión de pacientes ingresados en Medicina Interna ($n = 500$) para identificar RAM. Barcelona	7,0% de los ingresos fueron causados por RAM
Martín et al, 2002[79]	1999 2000	Revisión de ingresos ($n = 1.800$) médicos por urgencias en un hospital para identificar PRM causantes de ingreso (Barcelona)	PRM implicado: 11,9% de los ingresos; evitables: 68,4%
Mostaza JL et al, 2005[80]	¿2003?	Revisión de pacientes ingresados ($n = 129$) en Medicina Interna de un hospital (León)	8,3% ingresos por RAM
Otero López MJ et al, 2006[81]	1999-2000	Revisión de ingresos ($n = 2.643$) en servicios médicos de un hospital para identificar AAM causantes o implicados en el ingreso (Salamanca)	AAM causantes del ingreso (6,7%) + implicados (2,6%) = 9,3%. Evitables: 63,8%
Santamaría-Pablos A et al, 2009[82]	2004	Revisión de pacientes ingresados ($n = 163$) en una unidad de alta resolución para valorar si la causa del ingreso fue un PRM. Santander	Un 16,6% ingresaron por un PRM (89% evitables)
Sotoca JM et al, 2009[83]	2005-2006	Revisión de las altas hospitalarias ($n - 797$) de la población de un CS (Barcelona) para identificar PRM	PRM implicado en ingreso: 12,0%; evitables: 57,3%.

AAM: acontecimientos adversos relacionados con medicamentos; CS: centro de salud; PRM: problema relacionado con medicamentos; RNM: resultado negativo asociado a medicamentos; SUH: Servicio de Urgencias hospitalarias.

Estas cifras son consistentes con otros estudios que han valorado las visitas a los servicios de urgencias hospitalarios (SUH)[72-76] o los ingresos hospitalarios[77-83] debidos a o relacionados con PRM. Un estudio en un hospital de Barcelona ($n = 1.800$ pacientes) encontró que el 11,9% de sus ingresos médicos por urgencias se debían a PRM, bien por efectos adversos (50,2%), bien por fracaso terapéutico (42,5%) o intoxicación (3,3%). De ellos, aproximadamente el 71% se consideraron evitables. Generalizar estas cifras al conjunto del SNS supondría en torno a 300.000 ingresos hospitalarios anuales causados por PRM (de ellos, 213.000 evitables). Una revisión de estudios españoles sobre RAM (1990-2001)[84] reportó un 7,2% de ingresos hospitalarios debidos a PRM (59% evitables), aun con una gran dispersión dependiendo del tipo de pacientes y la definición de PRM adoptada. Una segunda revisión, aunque no sintetizaba los ingresos hospitalarios, mostraba cifras de incidencia en torno al 3% de los pacientes (todo tipo de pacientes en todos los niveles), con un 17% de graves, 0,6% de mortalidad y 50% de evitables[85].

Recapitulando

Problemas de indicación (o no) de un tratamiento farmacológico, de elección del medicamento, de administración errónea o de inadecuada comunicación, y de seguimiento y revisión del tratamiento. No es la fotografía completa de la prescripción en AP que, indudablemente, está hecha sobre todo de los porcentajes complementarios, los correspondientes a los pacientes correctamente tratados. Pero son problemas que también forman parte de la realidad de la prescripción y del consumo de medicamentos en nuestro país. Y, además, de una realidad en buena parte innecesaria y evitable.

Hoy por hoy, el consumo de medicamentos ha pasado de ser una de las soluciones para mejorar la salud de los pacientes a ser, también, uno de sus principales problemas de salud. Conforme a las cifras manejadas en este capítulo, la carga de enfermedad asociada al uso y abuso de medicamentos ha adquirido proporciones epidémicas y quedaría tan solo por detrás de las enfermedades cardiovasculares y el cáncer[86]. Más allá del gasto farmacéutico va siendo tiempo de abordar el otro problema de la prescripción, con actuaciones decididas para la promoción de su uso adecuado y la prevención de los efectos adversos de su uso inadecuado. Este abordaje puede ser una oportunidad para reducir el despilfarro y mejorar la eficiencia del SNS, pero, hoy por hoy, es sobre todo una oportunidad para mejorar la salud y el bienestar de nuestros pacientes.

BIBLIOGRAFÍA

1. Richards M. Extent and causes of international variations in drug usage. A report for the Secretary of State for Health by Professor Sir Mike Richards CBE. London, UK: Central Office of Information; 2010.
2. Indicadores de la prestación farmacéutica del Sistema Nacional de Salud a través de receta. Año 2009. Inf Ter Sist Nac Salud. 2010;34:100.
3. Peiró S, Sanfélix-Gimeno G. La prescripción inducida, un falso problema que esconde las carencias de la gestión de la prescripción. Rev Calid Asist. 2010;25:315-7.
4. Meneu R, Peiró S. Introducción. En: Meneu R, Peiró S, editores. Elementos para la gestión de la prescripción y la prestación farmacéutica. Barcelona: Masson; 2004. p. XIV-XXII.
5. Encuesta nacional de salud. Madrid: Instituto Nacional de Estadística. (Actualizado: 13 de marzo 2008; citado: 3 de febrero de 2011). Disponible en: http://www.ine.es/inebmenu/mnu_salud.htm
6. Observatorio del Uso de Medicamentos de la AEMPS. Madrid: Agencia Española de Medicamentos y Productos Sanitarios. (Actualizado: 15 de julio 2009; citado: 3 de febrero 2011). Disponible en: http://www.aemps.es/profHumana/observatorio/home.htm
7. Datos de facturación de Receta Médica. Madrid: Ministerio de Sanidad y Política Social. (Actualizado: no consta fecha; citado: 3 de febrero 2011). Disponible en: http://www.msc.es/profesionales/farmacia/datos/home.htm
8. Sanfélix-Gimeno G, Peiró S, Librero J, Ausejo-Segura M, Suárez-Alemán C, Molina-López T, et al. Análisis poblacional por áreas de salud de las variaciones en consumo, precio y gasto de medicamentos cardiovasculares en 8 comunidades autónomas, España, 2005. Rev Esp Salud Publica. 2010;84:389-407.
9. Sanfélix-Gimeno G, Peiró S, Librero J; Grupo de Investigación en Utilización de Medicamentos en el Sistema Nacional de Salud (Grupo IUM-SNS) de la Comunidad Valenciana. Variabilidad en la utilización de antihipertensivos entre las zonas básicas de salud de la Comunidad Valenciana. Gac Sanit. 2010;24:397-403.
10. Sanfélix Gimeno G. Variaciones en el consumo y gasto de medicamentos empleados en la hipertensión arterial en la Comunidad Valenciana (Tesis). Elx: Universidad Miguel Hernández; 2009.

11. Buetow SA, Sibbald B, Cantrill JA, Halliwell S. Prevalence of potentially inappropriate long term prescribing in general practice in the United Kingdom, 1980-95: systematic literature review. BMJ. 1996;313:1371-4. Erratum in: BMJ. 1997;314:651.

12. Meneu R, Gil Cervera JV. Panorámica de la prescripción inadecuada en España. Una aproximación desde la literatura. En: Meneu R, Peiró S, editores. Elementos para la gestión de la prescripción y la prestación farmacéutica. Barcelona: Masson; 2004. p. 35-49.

13. Sánchez González R, Rupérez Cordero O, Guerra Merino A, García Domínguez L, Cidoncha E, Marcello C. Evaluación del tratamiento con opiáceos en pacientes oncológicos en atención primaria. Aten Primaria. 1995;16:92-5. Erratum in: Aten Primaria. 1996;17:428.

14. Dalfó Baqué A, Escribà Jordana JM, Benítez Camps M, Vila Coll MA, Senar Abellan E, Tovillas Morán FJ, et al. Diagnóstico y seguimiento de la hipertensión arterial en Cataluña. El estudio DISEHTAC. Aten Primaria. 2001;28:305-10.

15. Saturno Hernández PJ, Gascón Cánovas JJ, Bueno JM, Alcaraz J, Martínez Martínez P. El diagnóstico de las dislipemias en atención primaria: un servicio a mejorar. Resultados de una evaluación multicéntrica. Aten Primaria. 2000;25(2):82-8.

16. Rotaeche del Campo R, Vicente Anza D, Mozo Avellaned C, Etxeberria Agirre A, López Navares L, Olasagasti Caballero C, et al. Idoneidad de la prescripción antibiótica en atención primaria en la Comunidad Autónoma Vasca. Aten Primaria. 2001;27:642-8.

17. Ochoa C, Eiros JM, Inglada L, Vallano A, Guerra L. Assessment of antibiotic prescription in acute respiratory infections in adults. The Spanish Study Group on Antibiotic Treatments. J Infect. 2000; 41: 73-83.

18. Solís G, Ochoa C, Pérez Méndez C. The variability and appropriateness of the antibiotic prescription of acute otitis media in childhood. The Spanish Study Group for Antibiotic Treatments. Int J Pediatr Otorhinolaryngol. 2000;56:175-84.

19. Ochoa C, Inglada L, Eiros JM, Solís G, Vallano A, Guerra L; Spanish Study Group on Antibiotic Treatments. Appropriateness of antibiotic prescriptions in community-acquired acute pediatric respiratory infections in Spanish emergency rooms. Pediatr Infect Dis J. 2001;20:751-8.

20. Ochoa Sangrador C, Vilela Fernández M, Cueto Baelo M, Eiros Bouza JM, Inglada Galiana L; Grupo Español de Estudios de los Tratamientos Antibióticos. Adecuación del tratamiento de la faringoamigdalitis aguda a la evidencia científica. An Pediatr (Barc). 2003;59:31-40.

21. Vallano Ferraz A, Danés Carreras I, Ochoa Sangrador C; Grupo Español de Estudio de los Tratamientos Antibióticos. Tratamiento antimicrobiano de las infecciones bronquiales en los servicios de urgencias hospitalarios. An Pediatr (Barc). 2004;61:143-9.

22. Albañil Ballesteros MR, Calvo Rey C, Sanz Cuesta T. Variación de la prescripción de antibióticos en atención primaria. An Esp Pediatr. 2002;57:420-5.

23. Caminal J, Rovira J. Antibiotic prescription in primary health care: clinical and economic perspectives (Catalonia, Spain). Eur J Public Health. 2005;15:276-81.

24. Ramos Martínez A, Cornide Santos I, Marcos García R, Calvo Corbella E. Calidad de la prescripción de antibióticos en un servicio de urgencia hospitalario. An Med Interna. 2005;22:266-70.

25. Sanz EJ, Hernández MA, Ratchina S, Stratchounsky L, Peiré MA, Mestre ML, et al. Prescribers' indications for drugs in childhood: a survey of five European countries (Spain, France, Bulgaria, Slovakia and Russia). Acta Paediatr. 2005;94:1784-90.

26. Durán Fernández-Feijóo C, Marqués Ercilla S, Hernández-Bou S, Trenchs Sainz de la Maza V, García García JJ, Luaces Cubells C. Calidad de la prescripción antibiótica en un servicio de urgencias pediátrico hospitalario. An Pediatr (Barc). 2010;73:115-20.

27. Velasco Arribas M, Rubio Cirilo L, Casas Martín A, Martín Sánchez M, Gamez Díez S, Delgado-Iribarren A, et al. Adecuación del tratamiento empírico de la infección urinaria en urgencias. Rev Clin Esp. 2010;210:11-6.

28. Sanz Cuesta T, Escortell Mayor E, Fernández San Martín MI, López Bilbao C, Medina Bustillo B, Torres Bouza C. Calidad del tratamiento farmacológico en pacientes con hiperlipemia de 4 áreas de salud. El grupo VICAF. Aten Primaria. 2000;26:368-73.

29. Segade Buceta XM, Dosil Díaz O. Adecuación de la prescripción de hipolipemiantes y riesgo cardiovascular en pacientes con hipercolesterolemia. Gac Sanit. 2002;16:318-23. Erratum in: Gac Sanit. 2002;16:456.

30. Gómez-Belda A, Rodilla E, Albert A, García L, González C, Pascual JM. Uso clínico de las estatinas y objetivos terapéuticos en relación con el riesgo cardiovascular. Med Clin (Barc). 2003;121:527-31.

31. Lahoz C, Vicente I, Criado A, Laguna F, Torrecilla E, Mostaza JM. Prescripción inadecuada de estatinas y factores clínicos asociados. Med Clin (Barc). 2007;129:86-90.

32. Roberto Robles N, Barroso S, Marcos G, Sánchez Muñoz-Torrero JF; Estudio Cofre. Control de la dislipemia en pacientes diabéticos en Extremadura. Endocrinol Nutr. 2009;56:112-7.

33. Marcos G, Roberto Robles Pérez-Monteoliva N, Barroso S, Sánchez Muñoz-Torrero JF, por los investigadores participantes en el estudio COFRE Control de la dislipemia y uso de hipolipemiantes en Extremadura: resultados del estudio de Control de Factores de Riesgo de Extremadura (Estudio COFRE). Clin Invest Arterioscl. 2009;21:56-61.

34. de Dios del Valle R, Hernández Sánchez A, Franco Vidal A, González Rubio Y, Romera Fernández I. Prescripción de antiinflamatorios no esteroideos y protectores gástricos en urgencias. Aten Primaria. 2003;31:500-5.

35. Carvajal A, Arias LH, Vega E, Sánchez JA, Rodríguez IM, Ortega PG, et al. Gastroprotection during the administration of non-steroidal anti-inflammatory drugs. A drug-utilization study. Eur J Clin Pharmacol. 2004;60:439-44.

36. de Burgos Lunar C, Novo del Castillo S, Llorente Díaz E, Salinero Fort MA. Estudio de prescripción-indicación de inhibidores de la bomba de protones. Rev Clin Esp. 2006;206:266-70.

37. Carrillo Santiesteve P, Amado Guirado E, de la Fuente Cadenas JA, Pujol Ribera E, Tajada C, Calvet S, et al. Adecuación de la prescripción de antiinflamatorios no esteroideos y gastroprotección en atención primaria. Aten Primaria. 2008;40:559-64.

38. Zwart Salmerón M, Fradera Vilalta M, Solanas Saura P, González Pastor C, Adalid Vilar C. Abordaje de la osteoporosis en un centro de atención primaria. Aten Primaria. 2004;33:183-7.

39. Arana-Arri E, Gutiérrez-Ibarluzea I, Gutiérrez Ibarzabal ML, Ortueta Chamorro P, Giménez Robredo AI, Sánchez Mata AM, et al. Análisis comparativo frente a la evidencia del manejo de la osteoporosis en una comarca de atención primaria. Aten Primaria. 2008;40:549-54.

40. Amaya MC, Gómez MM, Martínez MJ, Lendínez JM. Adecuación del tratamiento preventivo de fracturas osteoporóticas en mujeres posmenopáusicas. Semergen. 2010;36:121-7.

41. de Felipe R, Cáceres C, Cimas M, Dávila G, Fernández S, Ruiz T. Características clínicas de los pacientes con tratamiento para la osteoporosis en un centro de Atención Primaria: ¿a quién tratamos en nuestras consultas? Aten Primaria. 2010;42:559-63.

42. Romera Fernández I, de Dios del Valle R, García de Francisco A, González Rubio Y, Lenza Alonso C, Salinero Fort MA. Adecuación de la profilaxis tromboembólica en pacientes con fibrilación auricular crónica en 3 centros de atención primaria. Aten Primaria. 2004;33:188-92.

43. Gayoso Diz P, Calle Custodio R, Prieto Maroto A, Herrera Calvo D, Sala López AI, Gómez Mosquera MD. Fibrilación auricular como factor de riesgo de acontecimientos cerebrovasculares en personas mayores de 65 años: ¿es adecuada la práctica clínica en profilaxis anticoagulante? Aten Primaria. 2005;36:198-203.

44. Coll-Vinent B, Junyent M, Orús J, Villarroel C, Casademont J, Miró O, et al. Tratamiento de la fibrilación auricular en los distintos niveles asistenciales de un área sanitaria. Med Clin (Barc). 2007;128:125-9.

45. Sanfélix G, Peiró S, Gosalbes Soler V, Cervera Casino P. La prevención secundaria de la cardiopatía isquémica en España. Una revisión sistemática de los estudios observacionales. Aten Primaria. 2006;38:250-7.

46. Badia Llach X, Magaz Marquès S, Gutiérrez Nicuesa L, Guilera Sardà M. Información de medicamentos de prescripción: encuesta a la población general española. Aten Primaria. 2005;36:93-9.

47. Barca Fernández I, Parejo Miguez R, Gutiérrez Martín P, Fernández Alarcón F, Alejandre Lázaro G, López de Castro F. La información al paciente y su participación en la toma de decisiones clínicas. Aten Primaria. 2004;33:361-4.

48. López Díaz J, Alejandre Lázaro G, Redondo De Pedro S, Soto García M, López De Castro F, Rodríguez Alcalá FJ. ¿Comprenden los pacientes el tratamiento antibiótico prescrito? Aten Primaria. 2001;28:386-90.

49. López de la Iglesia J, Martínez Ramos E, Pardo Franco L, Escudero Álvarez S, Cañón de la Parra RI, Costas Mira MT. Encuesta a los pacientes con cardiopatía isquémica sobre el modo de actuación ante los distintos síntomas de alarma. Aten Primaria. 2003;31:239-47.

50. Ruiz I, Bermejo MJ. Conocimientos de las mujeres menopáusicas respecto a la terapia hormonal sustitutiva. Gac Sanit. 2004;18:32-7.
51. Leal Hernández M, Abellán Alemán J, Casa Pina MT, Martínez Crespo J. Paciente polimedicado: ¿conoce la posología de la medicación?, ¿afirma tomarla correctamente? Aten Primaria. 2004;33: 451-6.
52. Mostaza Prieto JM, Criado Millán A, Laguna Cuesta F, Torrecilla García E, Vicente Díez I, Lahoz Rallo C. Conocimiento sobre el tratamiento dietético y farmacológico de la hipercolesterolemia y su relación con el control de objetivos en pacientes que reciben estatinas: estudio OPINA. Aten Primaria. 2007;39:473-8.
53. Calvet A, Díez de Ulzurrun M, Pérez MT, Esteras J. Interacciones farmacológicas en tratamientos crónicos: medidas correctoras para su prevención en un área básica de salud rural. Aten Primaria. 2001;27:33-7.
54. Carreño José V, Gayo Loredo ML, Pérez Manzano F, Gómez Ortega AI, Acosta Ferrer M. Interacciones farmacológicas en población polimedicada. Aten Primaria. 2008;40:582-3.
55. Garolera D, Bendahan G, Gras R, Benaque A, San José A, Vilardell M. Utilización de fármacos para el sistema nervioso central en residencias geriátricas. Med Clin (Barc). 2001;117(16):615-6.
56. Góngora L, Puche E, García J, Luna JD. Prescripciones inapropiadas en ancianos institucionalizados. Rev Esp Geriatr Gerontol. 2004;39:19-24.
57. Gavilán Moral E, Morales Suárez-Varela MT, Hoyos Esteban JA, Pérez Suanes AM. Polimedicación y prescripción de fármacos inadecuados en pacientes ancianos inmovilizados que viven en la comunidad. Aten Primaria. 2006;38:476-80.
58. Sicras-Mainar A, Peláez de Loño J, Castellá-Rosales A, Rejas-Gutiérrez J. Evolución del consumo de psicofármacos inapropiados en personas institucionalizadas. Med Clin (Barc). 2006;127:156-7.
59. Puig Ferrer M, Bellés Medall MD, Izquierdo María R, Lucas Jiménez C. Estudio de la prescripción farmacológica en pacientes polimedicados crónicamente de un centro de salud. Aten Primaria. 2008;40:533-4.
60. Sicras-Mainar A, Peláez-de-Lono J, Castellá Rosales A, Rodríguez-Darriba M. Consumo de psicofármacos inapropiados en residencias geriátricas: estudio comparativo entre los años 2001 y 2006. Farm Hosp. 2008;32:96-101.
61. Sicras-Mainar A, Peláez de Loño J, Castellá Rosales A, Rodríguez-Darriba M. Estudio comparativo del consumo de psicofármacos en residencias geriátricas. Aten Primaria. 2008;40:263-4.
62. Schwarz Chávarri H, Ortuño López JL, Lattur Vílchez A, Pedrera Carbonell V, Orozco Beltrán D, Gil Guillén V. ¿Podemos mejorar las tasas de vacunación antigripal en los ancianos con enfermedades crónicas? Aten Primaria. 2005;35:178-83.
63. Fernández Lisón LC, Barón Franco B, Vázquez Domínguez B, Martínez García T, Urendes Haro JJ, Pujol de la Llave E. Errores de medicación e incumplimiento terapéutico en ancianos polimedicados. Farm Hosp. 2006;30:280-3.
64. Gómez MA, Villafaina A, Hernández J, Salgado RM, González MA, Rodríguez J, et al. Promoting appropriate drug use through the application of the Spanish drug-related problem classification system in the primary care setting. Ann Pharmacother. 2009;43:339-46.
65. Puche E, Luna JD, García J, Góngora L. Reacciones adversas a medicamentos de pronóstico grave en ancianos institucionalizados. Rev Esp Geriatr Gerontol. 2003;38:193-7.
66. Vilà A, San José A, Roure C, Armadans L, Vilardell M; Grupo para el estudio de las Reacciones Adversas a Medicamentos en pacientes mayores hospitalizados. Estudio multicéntrico prospectivo de reacciones adversas a medicamentos en pacientes ancianos hospitalizados. Med Clin (Barc). 2003;120:613-8.
67. Parody Rúa E, Segu Tolosa J. Efectividad y estimación de costes en una intervención sobre problemas relacionados con los medicamentos en atención primaria. Aten Primaria. 2005;35:472-7.
68. Nebeker JR, Barach P, Samore MH. Clarifying adverse drug events: a clinician's guide to terminology, documentation, and reporting. Ann Intern Med. 2004;140:795-801.
69. Peiró S. La seguridad de los medicamentos: autorización y vigilancia post-comercialización. Humanitas. 2005;8:87-99.
70. Aranaz J, Aibar Remón C, Vitaller Burillo J, Mira Solves JJ, Orozco Beltrán D, Terol garcía E, et al. Estudio APEAS. Estudio sobre la seguridad de los pacientes en atención primaria de salud. Madrid: Ministerio de Sanidad y Consumo; 2008.

71. Alós M, Bonet M. Análisis retrospectivo de los acontecimientos adversos por medicamentos en pacientes ancianos en un centro de salud de atención primaria. Aten Primaria. 2008;40(2):75-80.

72. Medina MA, Puche E, de Dios Luna J. Factores asociados con la presentación de reacciones adversas a medicamentos en pacientes que acuden al servicio de urgencia de un hospital general: estudio de casos y controles. Aten Primaria. 2000;26:42-4.

73. Baena Parejo MI, Faus Dáder MJ, Marín Iglesias R, Zarzuelo Zurita A, Jiménez Martín J, Martínez Olmos J. Problemas de salud relacionados con los medicamentos en un servicio de urgencias hospitalario. Med Clin (Barc). 2005;124:250-5.

74. Baena MI, Faus MJ, Fajardo PC, Luque FM, Sierra F, Martínez-Olmos J, et al. Medicine-related problems resulting in emergency department visits. Eur J Clin Pharmacol. 2006;62:387-93.

75. Cubero-Caballero S, Torres-Murillo, Campos-Pérez MA, Gómez del Río S, Calleja-Hernández MA. Problemas relacionados con los medicamentos en el área de observación de urgencias de un hospital de tercer nivel. Farm Hosp. 2006;30:187-92.

76. García V, Marquina I, Olabarri A, Miranda G, Rubiera G, Baena MI. Resultados negativos asociados con la medicación en un servicio de urgencias hospitalario. Farm Hosp. 2008;32:157-62.

77. Alcalde Tirado P, Dapena Díaz MD, Nieto de Haro MD, Fontecha Gómez BJ. Ingreso hospitalario atribuible a efectos adversos medicamentosos. Rev Esp Geriatr Gerontol. 2001;36:340-4.

78. Formiga F, Jover A, Mascaró J. Reacciones adversas a medicamentos: más frecuentes en mayores de 65 años. Rev Esp Geriatr Gerontol. 2001;36:241-2.

79. Martín MT, Codina C, Tuset M, Carné X, Nogué S, Ribas J. Problemas relacionados con la medicación como causa del ingreso hospitalario. Med Clin (Barc). 2002;118:205-10. Erratum in: Med Clin (Barc). 2002;119:475.

80. Mostaza JL, Muinelo I, Teijo C, Pérez S. Prevalencia y gravedad de efectos adversos durante la hospitalización. Med Clin (Barc). 2005;124:77-8.

81. Otero López MJ, Alonso Hernández P, Maderuelo Fernández JA, Ceruelo Bermejo J, Domínguez-Gil Hurlé A, Sánchez Rodríguez A. Prevalencia y factores asociados a los acontecimientos adversos prevenibles por medicamentos que causan el ingreso hospitalario. Farm Hosp. 2006;30:161-70.

82. Santamaría-Pablos A, Redondo-Figuero C, Baena MI, Faus MJ, Tejido R, Acha O, et al. Resultados negativos asociados con medicamentos como causa de ingreso hospitalario. Farm Hosp. 2009;33:12-25.

83. Sotoca Momblona JM, Canivell Fusté S, Alemany Vilches L, Sisó Almirall A, Codina Jané C, Ribas Sala J. Problemas relacionados con la medicación que causan ingresos hospitalarios. Aten Primaria. 2009;41:141-6.

84. Alonso Hernández P, Otero López MJ, Maderuelo Fernández JA. Ingresos hospitalarios causados por medicamentos: incidencia, características y coste. Farm Hosp. 2002;26:77-89.

85. Puche Cañas E, de Dios Luna J. Reacciones adversas a medicamentos: una revisión actualizada del problema en España. Rev Clin Esp. 2006;206:336-9.

86. Lazarou J, Pomeranz BH, Corey PN. Incidence of adverse drug reactions in hospitalized patients: a meta-analysis of prospective studies. JAMA. 1998;279(15):1200-5.

CAPÍTULO 5

Mejorar la prescripción y, de paso, el gasto farmacéutico. Elementos para las políticas prácticas

Salvador Peiró, Ricard Meneu,Gabriel Sanfélix-Gimeno
y Ferrán Catalá-López

Las políticas farmacéuticas en el Sistema Nacional de Salud

En otro capítulo de este libro hemos bosquejado, de forma intencionadamente parcial, la situación actual de la prescripción de medicamentos y la prestación farmacéutica en la Atención Primaria (AP) del Sistema Nacional de Salud (SNS)[1]. Si desplazamos la mirada desde la miope contemplación del gasto farmacéutico a las prescripciones que lo ocasionan aparecen imágenes —unas más nítidas, otras más borrosas— más preocupantes que las cifras de la factura en medicamentos. Se dibujan entonces perfiles de pacientes sobremedicados (con tratamientos innecesarios o inadecuados) pero también inframedicados (en situaciones en que los tratamientos han demostrado efectividad), deficientemente informados, polimedicados con escaso control de las interacciones, automedicados, incumplidores y, en un porcentaje no despreciable, sufriendo efectos adversos por los medicamentos que tomaron, por los que dejaron de tomar o por ambos simultáneamente. Esos trazos no configuran el dibujo completo de la prescripción en AP que, indudablemente, está hecho sobre todo con los porcentajes complementarios, los correspondientes a los pacientes correctamente tratados. Pero los otros rasgos también forman parte de la realidad de la prescripción y del consumo de medicamentos en nuestro país. Y, además, de una realidad en buena parte innecesaria y evitable.

Las políticas farmacéuticas en el SNS, sin embargo, no se han dirigido —en lo fundamental— a remediar o atenuar estos problemas, sino que partiendo de marcos simples y fragmentarios (la prescripción como algo aislado de las políticas clínicas, el nivel de AP como responsable único del mismo), han estado fundamentalmente orientadas a reducir el gasto, limitando los abordajes sobre la calidad y cantidad de las prescripciones realizadas. Y lo han hecho empleando reiterada y casi exclusivamente la misma estrategia: la reducción del precio de los medicamentos mediante mecanismos de regulación administrativa, bien a través de modificaciones en los márgenes de mayoristas y farmacias, la normativa sobre precios de referencia, las reducciones directas de precios de venta al público, bien indirectamente, mediante aportaciones de la cadena del medicamento en forma de descuentos según el volumen de venta. También las políticas desarrolladas por las Comunidades Autónomas (CCAA), más confinadas a la meso y microgestión, han estado muy enfocadas a promover la selección por los médicos de medicamentos de menor precio, o a facilitar el intercambio en las oficinas farmacias de aquellos más caros por otros de precio menor.

La crisis económica, con su correlato de medidas "urgentes" para reducir el déficit público, ha acentuado y extremado estas políticas. En poco más de un año se han aplicado medidas sobre los precios que, según sus impulsores, deberían reducir el gasto farmacéutico en cerca de 4.000 millones de euros anuales, casi un tercio de los 12.200 millones del gasto farmacéutico en receta oficial en 2010 (la cuarta parte del gasto farmacéutico total en ese mismo año). Un intento de adelgazar en una cuarta parte el gasto farmacéutico sin el más mínimo esfuerzo por modificar la cantidad de medicamentos prescritos y la calidad y adecuación de la prescripción trasluce un marco de análisis tan simple como "todo está bien pero los medicamentos son demasiado caros". De ser así resultaría desolador el panorama de la reflexión y análisis que sustenta las políticas sanitarias.

Marcos fragmentarios del sistema de atención y políticas farmacéuticas fragmentadas

Las estrategias reduccionistas (reduccionistas por su simplificación y desacierto, aunque también por la contumacia en un único objetivo de reducción de precios) no parecen contemplar la estrecha relación entre la calidad de la prescripción, las cantidades prescritas y el volumen de gasto sanitario (farmacéutico y también asistencial). Por ello, y más allá de las disminuciones derivadas del impacto pasajero de las medidas gubernamentales de reducción de precios (que, no nos equivoquemos, son algo más que el chocolate del loro), su éxito para controlar el crecimiento del gasto a medio y largo plazo ha sido, hasta la fecha, muy dudoso. Un trabajo recientemente publicado evaluaba el impacto de estas políticas sobre el precio medio de las recetas, el consumo por habitante y el gasto por habitante en Cataluña entre 1996 y 2006[2]. Sus resultados muestran que si bien el precio medio de los medicamentos había bajado, su impacto sobre el gasto fue nulo (para 12 de las 16 medidas analizadas) o menor (para 4 medidas), en parte por la sustitución de medicamentos más baratos por otros más caros, en parte porque los incrementos en consumo compensaron las reducciones en precio.

De hecho, la simple visualización de los (escasos) datos expuestos en la Web del Ministerio de Sanidad, Política Social e Igualdad muestran el no menos escaso impacto de estas políticas sobre su objetivo explícito, el gasto farmacéutico en receta oficial. Así, en el periodo 2003-2010, y pese al descenso del precio medio por receta (desde 12,69 euros/receta en 2003 a 11,99 en 2010) el gasto creció desde 8.941,4 millones de euros en 2003 a 12.211,1 millones en 2010, debido esencialmente al incremento en el número de prescripciones (desde 706,3 millones en 2003 a 957,9 millones en 2010) que sigue manteniendo la tendencia al alza cuando se ajustan los incrementos de población del periodo (se pasó de 16,5 a 20,4 recetas por habitante y año). El socorrido recurso al envejecimiento queda matizado al comprobar que el incremento del 10% de la población no alteró ni en una centésima la proporción de mayores de 65 años. Hay que destacar que estos resultados se deben mayoritariamente a las fuertes rebajas derivadas de las medidas anticrisis de 2010, ya que en 2009 el precio medio de la receta fue de 13,48 y el gasto farmacéutico de 12.505,7 millones de euros.

Siempre cabe recurrir a la ucronía o a la historia contrafactual para argumentar que sin la adopción de las medidas sobre precios el crecimiento del gasto hubiera sido aún mayor. Probablemente es así, pero que las cosas hubieran podido ir peor no obsta para que el número de prescripciones por habitante haya aumentado un 24% en los últimos 8 años, hasta situarnos como el segundo país del mundo en consumo de recetas[3] sin que haya evidencia alguna de que seamos el segundo país más enfermo o el segundo más rico, como acertadamente se ha señalado[4]. Pero hay que hacer notar además que la contención del coste medio de la receta ha contado con el refuerzo de dos importantes factores que, más allá de las medidas directas, han atenuado notablemente los precios: 1) la cesta de la farmacia bajo receta ha ido cambiando notoriamente a lo largo de este periodo al desplazarse la dispensación de muchos de los medicamentos más nuevos y caros a la farmacia externa del hospital. Esta política —en el extremo, una actuación también sobre precios— intenta evitar los costes de distribución (los márgenes de distribuidor y farmacia) y permitir un cierto grado de negociación de precios con los fabricantes, una capacidad que tienen los hospitales pero no las CCAA; 2) la pérdida de la patente de muchos de los medicamentos de mayor consumo, al cumplir los 10 años de su comercialización, como algunas estatinas, fármacos con acción sobre el sistema renina-angiotensina, difosfonatos, antidepresivos del grupo de los inhibidores de recaptación de serotonina, antipsicóticos atípicos, etc.

Los instrumentos esenciales para mejorar la prescripción, la gestión de la prescripción y la prestación farmacéutica del SNS son diversos y con diversas interrelaciones, tanto entre sí como con otros elementos del sistema de atención[5]. Algunos, como la autorización de medicamentos, han pasado a un nivel supranacional y han escapado, no necesariamente para peor, al control del SNS. Otros, como la fijación de precios, de condiciones especiales de dispensación (uso hospitalario, visados) o de incorporación a la cartera de servicios (listas positivas) son retenidos por el Ministerio de Sanidad. Y otros, más de los que parecen si no se confía exclusivamente en las políticas de reducción de precios, están en manos de las CCAA o de los gestores de áreas y centros sanitarios. Todos ellos requieren, en mayor o menor medida, impactar sobre los microsistemas asistenciales, en ese momento decisivo en el que un médico y un paciente coinciden. Y coinciden con las políticas, los problemas estructurales, los instrumentos de información y gestión (sean la evaluación económica, la Medicina basada en la evidencia, las guías de práctica clínica o los indicadores) y los propios hábitos de profesionales y usuarios, lo que han venido haciendo desde siempre.

Todos los instrumentos de gestión de la prescripción requieren estar presentes de algún modo cuando un clínico va a tomar —o no— decisiones terapéuticas sobre un paciente (o con un paciente). Algunos, como la formación en el uso racional del medicamento, gozan de cierta anuencia en el sector. Otros, por ejemplo los copagos, son objeto de fuertes discrepancias (y demasiada postura de escaparate). De cualquier modo, no podía ser de otra forma. Cada actuación en este campo tiene beneficiarios y perjudicados. Seguidamente revisamos algunas de las políticas prácticas que pueden ser útiles para mejorar la calidad de la prescripción y, de paso, el gasto (el farmacéutico, pero también el resto del gasto sanitario). Estas políticas pueden ser responsabilidad de los decisores políticos, a nivel central o de comunidad autónoma, de los gestores de las organizaciones sanitarias o de los profesionales sanitarios. Y pueden afectar a otros agentes como la industria farmacéutica, las oficinas de farmacia o los usuarios. Todos estos agentes tienen una mayor o menor cuota de responsabilidad sobre los problemas actuales y todos tienen capacidad de contribuir al desarrollo e implantación de las políticas de mejora.

Las decisiones colectivas: inclusión de medicamentos en la cartera de servicios del Sistema Nacional de Salud

En España disponemos de más de 1.000 principios activos y casi 20.000 medicamentos. Un número de opciones que, más que ampliar el abanico terapéutico, entorpece la labor de prescribir. En su casi totalidad están incluidos en la cartera de servicios del SNS, el "vademécum" de medicamentos financiados públicamente. Se exceptúan, además de las especialidades publicitarias, unos pocos fármacos para el tratamiento de la obesidad, el hábito tabáquico y algunos otros con un elevado potencial de abuso como los aprobados para el tratamiento de la disfunción eréctil. Otros fármacos pueden ser incluidos en la cartera de servicios, pero con restricciones (uso hospitalario, diagnóstico hospitalario u otras). En este epígrafe abordaremos cómo incorpora (o desincorpora) tratamientos a su cartera de servicios y cómo se podrían mejorar estos procesos, un aspecto de interés para ayudar a una mejor toma de decisiones por los profesionales sanitarios (y, de paso, a reducir el gasto sanitario innecesario o en prestaciones menos prioritarias que otras).

Una asunción central para abordar este tema es que el SNS debe adoptar la perspectiva del conjunto de la sociedad. Ni la de los agentes implicados en la cadena del medicamento (como la industria, los farmacéuticos o los propios médicos), ni la del propio SNS como organización aislada (ya que esta perspectiva le podría llevar coyunturalmente a reducir sus propios costes actuales sin tener en cuenta los beneficios sociales o los beneficios futuros), ni siquiera la de los propios grupos de pacientes que, cada vez más, funcionan como lobbies compitiendo entre sí por recursos limitados. Esto implica que, para el SNS, los conceptos de utilidad terapéutica y de grado de innovación de los nuevos medicamentos deben ser referidos al valor social añadido por los mismos, en relación con las alternativas de tratamiento y/o de diagnóstico disponibles para la misma indicación. Dos son los elementos esenciales de esta perspectiva: las dimensiones del valor social del medicamento y el carácter relativo o incremental de este valor.

Desde la perspectiva clínico-farmacológica, la denominada utilidad terapéutica se suele limitar a valorar la eficacia de los medicamentos a través de los resultados de ensayos clínicos con variables clínicas intermedias o variables finales convencionales (mortalidad, morbilidad), incluyendo los aspectos de seguridad y tolerabilidad. Se trata de un enfoque riesgo/beneficio centrado en los resultados de eficacia y seguridad obtenidos de estudios experimentales, en su mayor parte frente a comparadores inactivos (placebo), y más o menos alejados de la práctica clínica real. Dado que no incluye buena parte de los beneficios (por ejemplo mejoras en calidad de vida, gasto sanitario futuro evitado, etc.) y olvida los costes, esta aproximación solo recoge algunos aspectos del valor social del medicamento. Es un enfoque útil en la autorización de medicamentos y, por ello, es el tradicionalmente empleado por las agencias del medicamento, pero es una perspectiva insuficiente para las decisiones sobre financiación pública de medicamentos. Seguramente porque se trata de dos decisiones de distinto alcance que deben corresponder a perspectivas diferentes, ahora indebidamente entreveradas.

Si extendemos el valor del medicamento a todos sus posibles efectos sobre la salud y el bienestar de los pacientes (calidad de vida, satisfacción con el tratamiento, comodidad y preferencias del paciente, gastos individuales y sociales evitados incluyendo los relativos a productividad laboral, etc.) nos situamos ante el concepto de valor terapéutico añadido.

Pero el concepto de valor terapéutico añadido no solo intenta ser comprensivo de todos los beneficios, sino que además incorpora la dimensión "incremental". Nuevo no significa forzosamente más valioso o mejor, y por ello el valor terapéutico debe definirse de forma incremental respecto a las alternativas de tratamiento preexistentes. Esta perspectiva limita el interés de las comparaciones frente a placebo y exige un mejor conocimiento de la eficacia y efectividad comparada con los tratamientos ya disponibles para condiciones similares. Igualmente, requiere conocer su utilización en condiciones próximas a la realidad, esto es, en estudios de efectividad y seguridad en condiciones reales o casi-reales.

Pero el valor terapéutico añadido supone todavía un enfoque limitado del valor social de los medicamentos. Desde la perspectiva del conjunto de la sociedad, el valor social de los nuevos medicamentos depende de este valor terapéutico añadido, pero también de los costes añadidos que conlleve su administración[6,7]. El hecho de que un nuevo medicamento aporte mejoras adicionales respecto a sus predecesores no implica que socialmente estemos dispuestos a pagar cualquier precio por estas mejoras. La decisión al respecto depende tanto de la importancia de las mejoras (valor terapéutico añadido) como de la importancia del incremento de gasto que supongan (de las mejoras que podrían obtenerse en un uso alternativo de ese mismo gasto: de su coste de oportunidad). Por ello, la lógica de la perspectiva social rebasa la de la utilidad terapéutica y la del valor terapéutico añadido para pivotar sobre la relación coste-efectividad incremental, esto es, la relación entre el valor terapéutico añadido y el coste de oportunidad[8].

En los últimos años, varios países —de la Unión Europea y otros[9-11]— han adoptado medidas tendentes a incorporar el análisis de la relación coste-efectividad incremental en el conjunto de herramientas que guían las estrategias de adopción y difusión de las innovaciones sanitarias. Estos países han optado por basar las decisiones de financiación pública de los medicamentos en la evidencia sobre la relación entre el beneficio marginal (contribución marginal a la mejora del estado de salud) y el coste marginal del tratamiento completo (a no confundir con el precio de venta del medicamento), típicamente mediante el establecimiento de un umbral indicativo de coste máximo adicional por "año de vida ajustado por calidad" adicional.

Muchos países realizan también estudios de impacto presupuestario para la toma de decisiones de financiación de medicamentos. Este tipo de estudios no responde tanto a la pregunta de si el nuevo medicamento vale la pena, sino a la de si lo podemos pagar (o, también, al valor de las cosas que tendríamos que dejar de hacer para financiar una nueva prestación). Este tipo de estudios, de interés primordial para la toma de decisiones, no debe verse en contradicción con el análisis coste-efectividad (como un conflicto entre las reglas de eficiencia y las presupuestarias), sino precisamente como una forma de tener en cuenta el coste de oportunidad para los aseguradores[12].

En España el marco regulatorio y la voluntad de los decisores sanitarios no ha favorecido hasta el momento la introducción de este tipo de criterios aplicada a las decisiones de financiación pública de medicamentos. Tampoco se ha favorecido, más allá de algunas experiencias voluntarias y secundarias, el uso de instrumentos y criterios objetivos tendentes a la inclusión del valor social de los medicamentos en la negociación del precio y del nivel de financiación. De hecho, la Ley de Uso Racional y Garantías de Medicamentos y Productos Sanitarios de 2006 evitó cualquier referencia explícita a la incorporación del análisis coste-efectividad a las decisiones de financiación pública de medicamentos. El apresurado proceso de decisión sobre la financiación pública y el precio otorgado a la vacuna del virus del papiloma humano ofrece un buen ejemplo en España del actual marco para la toma decisiones (politiquero, electoralista, ajeno al criterio coste-efectividad y a cualquier ejercicio de transparencia y de rendición de cuentas de las decisiones públicas) y debería inducir a la reflexión y a la revisión de los procedimientos actuales para abordar la financiación pública de tecnologías sanitarias.

Más recientemente, y formando parte de las medidas de contención del déficit fiscal implantadas en agosto de 2011, ha aparecido un "Comité de coste-efectividad de los medicamentos y productos sanitarios, que estará integrado por expertos designados por el Consejo Interterritorial del Sistema Nacional de Salud, a propuesta de las Comunidades Autónomas, de las Mutualidades de funcionarios y del propio Ministerio de Sanidad, Política Social e Igualdad" y que debe permitir "dar cauce a la participación de las Comunidades Autónomas en las decisiones de fijación de precio de la Comisión Interministerial de Precios de los Medicamentos". En principio es un paso. Pero no se sabe con qué información trabajará este Comité y qué capacidad técnica tendrá para analizarla. No es lo mismo disponer de un organismo capaz de generar evaluaciones económicas objetivas y técnicamente correctas que juntar a 17 expertos una mañana al mes.

Elementos para las políticas prácticas

Los procesos de incorporación de novedades farmacéuticas a la cartera se servicios del SNS, además de poco transparentes, son inadecuados y, como mínimo, no favorecen el abordaje de las prioridades sociales ni la eficiencia del SNS. Algunos elementos prácticos para mejorar estos procesos incluyen:

Las decisiones de financiación pública de innovaciones farmacéuticas (y del resto de tecnologías y prestaciones sanitarias) deben ser independientes de las de autorización de comercialización (que no debe implicar su financiación por el SNS) y estar informadas y guiadas por criterios objetivos relacionados con la aportación marginal del fármaco a la mejora del estado de salud y a la relación coste-efectividad incremental.

Para apoyar la financiación coste-efectiva de los medicamentos y otras tecnologías sería extremadamente útil la creación de una agencia especializada, externa e independiente de los agentes implicados al estilo de las que han creado otros países como Reino Unido, Canadá o Australia. Aunque buena parte de los estudios de evaluación de tecnologías son "importables", pueden no ser aplicables a nuestro entorno por diversas razones (diferencias epidemiológicas en el riesgo basal entre poblaciones, diferentes estructuras de costes, diferencias en esperanza de vida que afecten al resultado final, etc.), por lo que incluso en el caso de creación de un "EuroNICE"[13] las agencias locales tendrían que realizar una importante labor de adaptación de sus informes a la realidad sanitaria de cada país. Es obvio que el control del conflicto de intereses en este tipo de agencias debe ser muy estricto.

La estandarización de los procedimientos de evaluación económica, el requerimiento y realización en condiciones de transparencia e independencia de este tipo de estudios para las innovaciones (alejadas de las evaluaciones promocionales cercanas a los departamentos de marketing de la industria) y el establecimiento de un umbral indicativo del coste máximo por años de vida ajustados por calidad (AVAC) que no se debiera superar (los "famosos" 30.000 euros por AVAC o cualquier otro valor mejor fundamentado, flexible pero representativo de la disposición social a pagar) son las actuaciones necesarias en la línea de determinar la disposición pública a pagar en función del valor adicional del medicamento.

Innovación e información: la inclusión de medicamentos en el vademécum personal

Prácticamente todos los países desarrollados requieren que una agencia pública, nacional o supranacional, apruebe cada medicamento de forma previa a su comercialización. En la Unión Europea, incluida España, los criterios exigidos para la autorización de medicamentos son la calidad, la seguridad y la eficacia. La finalidad explícita de estos procedimientos es garantizar un balance beneficio-riesgo favorable del medicamento en las indicaciones o condiciones de uso autorizadas. Los procesos regulatorios de autorización para obtener la aprobación de comercialización de un medicamento exigen un completo y rígido desarrollo pre-clínico y clínico, cuya columna vertebral son los ensayos clínicos con asignación aleatoria[14], pero también incluyen los sistemas de fármaco-vigilancia y los estudios post-autorización en lo que viene denominándose el plan de gestión de riesgos (*risk management plan*). Un plan de gestión de riesgos parte de una descripción detallada de los riesgos identificados y potenciales que pueden ser relevantes para el uso del medicamento en la práctica clínica diaria, sirviendo como base para las acciones de farmacovigilancia y para las actividades de minimización de riesgos.

En España, decíamos, disponemos de más de 1.000 principios activos y casi 20.000 medicamentos. Cada médico de AP para su quehacer diario retiene en torno a 500 principios activos y unos 1.500 medicamentos. Son los que usará habitualmente y conforman lo que se ha venido en llamar el "vademécum personal"[15]. Afortunadamente, la mayor parte de los medicamentos se pueden agrupar en unas 100 clases farmacológicas que comparten similares mecanismos de acción, actividad, efectos adversos, contraindicaciones o interacciones (aunque puede haber diferencias entre ellos que los médicos deben conocer para adecuarse a las características de cada paciente). Así, habitualmente trabajamos con clases de medicamentos a las que a veces llamamos por su acrónimo o la terminación de la denominación internacional de sus principios activos. De este modo, manejamos estatinas, IECA (inhibidores de la enzima conversiva de la angiotensina), betabloqueantes, "triptanes", "prazoles", calcio-antagonistas, AINE (antiinflamatorios no esteroideos), ISRS (inhibidores selectivos de recaptación de serotonina), antipsicóticos atípicos, difosfonatos, etc.

Este vademécum personal es una base sobre la que cada médico va incorporando los nuevos conocimientos y su experiencia personal, y desde la que explora nuevos medicamentos que sustituirán, parcial o totalmente, a los previamente incluidos, un proceso en el que es esencial el equilibrio entre prudencia e innovación. Adoptar rápidamente las novedades facilita la aparición en nuestros pacientes de efectos adversos no descritos previamente por su baja frecuencia, pero que pueden ser ocasionalmente graves; no adoptar la innovación, por desconocimiento o resistencia al cambio, puede privar a nuestros pacientes de sus posibles beneficios[15]. Por ello, la incorporación de nuevos medicamentos a la "cartera de servicios" personal de cada médico conlleva un proceso de evaluación y toma de decisiones que sólo parcialmente es racional y que está íntimamente ligado a la formación de los médicos, la interacción entre colegas y con la industria farmacéutica y las posibilidades de acceso a una información adecuada.

En la literatura farmacológica tradicional los criterios a considerar para la incorporación de un medicamento al vademécum personal incluyen la eficacia/efectividad, la seguridad, el coste y la "adecuación" a la situación de cada paciente[16,17]. Y aquí encontramos uno de los primeros grandes problemas para el "uso racional" de los medicamentos. Aunque resulte paradójico en un entorno en que la información es esencial, no es fácil conocer la efectividad de un fármaco, su seguridad, sus ventajas y riesgos respecto a otros fármacos con indicaciones similares, su eficiencia y, menos aún, encajar estas características en la prescripción concreta a un paciente concreto. Si el fármaco ha sido comercializado recientemente conocer estos aspectos puede ser una tarea de titanes, tanto por la menor información disponible como por su peor accesibilidad.

Cuando un fármaco llega al mercado su eficacia a corto y medio plazo se ha demostrado en unos pocos miles pacientes[18] y, habitualmente, en ensayos clínicos frente a placebo, sin referencias de su efectividad comparada respecto a las alternativas para la misma indicación[19]. En otras palabras, la información disponible en el momento de la autorización de un fármaco nos suele permitir saber que usar este fármaco es mejor que no usar ninguno, pero no si es mejor —y cuánto mejor— que lo que veníamos usando. Por ejemplo, en la Unión Europea solamente el 48% de los nuevos fármacos autorizados mediante el procedimiento centralizado fueron estudiados frente a algún comparador activo[20]. La reciente generalización de ensayos de no inferioridad frente a comparadores activos ayuda solo muy parcialmente. Nos dice que el fármaco nuevo, al menos, no es peor que uno previo. Del mismo modo, la información sobre seguridad en estos momentos suele ser todavía menor, ya que la mayor parte de los estudios previos a la autorización son incapaces de identificar los efectos adversos poco frecuentes. Por ejemplo, la exposición de 1.500 pacientes a un fármaco permite identificar y cuantificar la aparición de los efectos adversos que ocurren con una frecuencia superior a 1 por cada 500 pacientes tratados. Por el contrario, aquellos efectos adversos que ocurren con una frecuencia inferior a 1 por cada 500 pacientes son poco (o totalmente) desconocidos cuando el fármaco es autorizado[21]. En fármacos de uso común la aparición de reacciones adversas graves con una frecuencia de 1 por cada 5.000 (el equivalente a 200 por cada millón) de pacientes tratados sería suficientemente trascendental como para desequilibrar el balance beneficio-riesgo del fármaco llevando a su retirada del mercado (sobre todo si existen otras alternativas de tratamiento).

Gracias a los procesos de autorización y de monitorización post-autorización, médicos y pacientes confían en que si una prescripción es correcta —en las indicaciones autorizadas y siguiendo las pautas recomendadas en la ficha técnica— la relación entre los beneficios y efectos adversos de un medicamento será favorable. Sin embargo, en la última década se han acumulado las retiradas (o restricciones de uso) de fármacos por efectos adversos importantes (glitazonas, rimonobant, cisaprida, cerivastatina o rofecoxib son ejemplos conocidos). Cada caso es distinto. Algunos incluyen problemas de manipulación de la información por parte de la industria farmacéutica, otros ausencia de suficiente información y de suficiente calidad que examine la manera en que se utilizan los medicamentos en la práctica clínica. Pero todos tienen el rasgo común de poner en evidencia la debilidad de los mecanismos de evaluación de las agencias reguladoras, quizás infradotadas de recursos humanos y demasiado basadas en notificaciones voluntarias, y la necesidad de ser prudente en la incorporación de innovaciones al vademécum personal cuando todavía sea muy escasa la información disponible.

Conocer la relación entre efectividad y costes (entre los beneficios adicionales de un medicamento respecto a los tratamientos previos, y sus costes adicionales sobre los mismos) es aún más complejo. A los problemas descritos de falta de información sobre la efectividad y seguridad de un fármaco respecto a alternativas reales, hay que añadir los específicos de la medición de costes. Además, las evaluaciones económicas son mucho más manipulables (y manipuladas) que los ensayos clínicos. En todo caso, y a diferencia de otros países, en el SNS este criterio ha estado prácticamente ausente en la toma de decisiones públicas. En el día a día asistencial, y más allá de las evaluaciones económicas promocionales divulgadas por los propios fabricantes (casi sin excepción con resultados favorables al fármaco), la información sobre coste-efectividad es inexistente (y, de existir, tampoco sería sencilla su aplicación a pacientes concretos).

Los estudios que han intentado explicar los comportamientos médicos relativos a la prescripción (más allá de las características de los médicos o su entorno como la edad, años de profesión, formación pre-postgrado, ética[22], cercanía del hospital, modelo sanitario tradicional o reconvertido, frecuentación, tipología del centro rural/urbano, docente/no docente[23], etc.) se han centrado en la interacción entre los condicionantes intrínsecos (relacionados con la formación del médico) y extrínsecos (asociados a su necesidad de mantener una relación armónica con su entorno[24]). Los procesos de toma de decisiones suelen iniciarse por el conocimiento de la existencia de un nuevo medicamento, fase en que la industria farmacéutica es la principal fuente de información y el visitador médico el principal transmisor[25,26], mientras que la divulgación a través de revistas, boletines independientes o la información transmitida de otros compañeros no es significativa y resulta extremadamente difícil obtener información de fuentes oficiales[27]. El elemento inductor, multifactorial, tiene relación con factores del propio medicamento o sus alternativas (efectos adversos o falta de efectividad de los fármacos alternativos), la promoción (especialmente la visita médica), el uso por otros profesionales sanitarios (fundamentalmente especialistas) y factores contextuales del paciente (demanda, adecuación a situaciones concretas).

Respecto a la evidencia, la forma de presentarla y la vía por la que esta llega al médico es fundamental en su decisión de prescribir[23,28]. Pese a que los médicos cuestionan la objetividad de la industria no dejan de considerarla una fuente creíble, y creen poder discernir entre ciencia y publicidad. En muy pocas ocasiones buscan fuentes alternativas de información antes de prescribir novedades[29], aunque en ocasiones consideran la opinión del especialista[30] y de los líderes de opinión[31]. Conocer que otros profesionales también los aplican refuerza la confianza en las novedades[32], de ahí la importancia promocional de introducir la prescripción de los nuevos fármacos a través de los especialistas o las urgencias hospitalarias. En resumen, los factores que con mayor frecuencia se han relacionado con la incorporación de los nuevos medicamentos por el médico de AP son los relativos a la información que recibe, fundamentalmente desde la industria farmacéutica[33], y al efecto de los especialistas, incluyendo la prescripción derivada.

Elementos para las políticas prácticas

Los procesos de incorporación de novedades farmacéuticas al vademécum personal de cada médico son en la actualidad deficientes: no favorecen el uso adecuado de los nuevos fármacos, incrementan el gasto de forma importante y asumen riesgos evitables. Son motivos suficientes para desarrollar estrategias de mejora. La identificación de los patrones de utilización en el contexto del área de salud es un instrumento que puede ayudar a estas políticas, pero sus rasgos definitorios pasan necesariamente por mejorar el conjunto de la información que reciben los médicos de AP. En este terreno algunas posibilidades, sin ánimo de exhaustividad, incluyen:

1. Trasladar (de forma activa, rápida, comprensible y centrada en el lugar terapéutico que se espera que ocupe el nuevo fármaco en el contexto de la AP) información objetiva sobre los nuevos fármacos antes de su comercialización. No basta decir que un fármaco es más eficaz que un placebo o que no se han hallado efectos adversos importantes en las reducidas series analizadas para la autorización. Si el fármaco en cuestión no ha demostrado superioridad en ningún aspecto relevante respecto a las alternativas preexistentes, hay que señalarlo y reforzar las alternativas en uso. También hay que esforzarse en limitar su uso a las indicaciones autorizadas y en los subgrupos poblacionales que corresponda. Limitar la extensión del uso de medicamentos a indicaciones o subpoblaciones en las que no ha demostrado efectividad es un aspecto esencial para mejorar la seguridad de los medicamentos. Nótese que estos pacientes no tendrán los beneficios del fármaco, pero sí sus riesgos.

2. Si existen estudios fármaco-económicos también hay que informar de sus resultados. No obstante, la utilidad de las evaluaciones económicas (que parten de la perspectiva del conjunto de la sociedad) para la toma de decisiones individuales que son las que enfrentan los médicos es cuestionable, y previsiblemente el impacto real de los análisis coste-efectividad debe buscarse en las decisiones colectivas, en las decisiones que toman las administraciones públicas y las organizaciones sanitarias.

3. Organizar la elaboración y difusión de la información sobre medicamentos desde fuentes de prestigio, objetivas e independientes —como mínimo— de los fabricantes. La separación de estas fuentes de las administraciones que financian los medicamentos (por ejemplo, mediante organismos independientes) puede contribuir a mejorar su credibilidad ante los clínicos. Actualmente prácticamente todas las CCAA disponen de centros de evaluación de medicamentos —generalmente comisionados— que cuentan con procedimientos de trabajo transparentes y normalizados y existen numerosos boletines fármaco-terapéuticos con cierta capacidad de difusión. A pesar de que muchas evaluaciones son de calidad, la multiplicidad de centros (innecesaria para evaluar medicamentos) y la debilidad de estas estructuras son causa de ineficiencias, duplicaciones, retrasos en la evaluación e interrupciones temporales de su cometido. Las colaboraciones entre estos centros pueden ser interesantes, pero se requiere un esfuerzo mucho mayor en este aspecto, incluyendo una importante mejora en la adaptación de su información a la clínica diaria y en su capacidad de diseminación de la información.

4. Control efectivo de la intensidad y adecuación de la promoción, tanto la directa como la mediada a través de la formación continua y de la pseudoinvestigación. No basta disponer de mecanismos burocráticos de autorización previa, ni normas reguladoras del tiempo dedicado a atender informadores, ni parece suficiente el esfuerzo realizado por la industria farmacéutica en mejorar sus prácticas con el relanzamiento de códigos de buena práctica promocional. En este terreno parece importante reducir de forma notable la cohabitación[34] entre industria y profesionales, especialmente en la formación continua, los estudiantes y médicos en formación y, también, en los mensajes y actos institucionales. Respecto a los informadores médicos la visita en grupo, con más contenido

científico y menos comercial, y limitada a la información sobre novedades es una alternativa a los actuales esquemas que se van imponiendo en algunos países (sobre todo en Atención Especializada, pero también en AP).

5. Algunos programas de riesgos compartidos que vinculan, aún parcialmente, el reembolso de los fármacos a la adecuación de su uso en las condiciones autorizadas pueden contribuir a alinear objetivos de la industria y la mejor atención a los pacientes. Esto es de especial interés para reducir el uso en indicaciones *off-label* o no recomendadas en las guías de práctica, y en pacientes de bajo riesgo o sin indicación. Por el contrario, puede estimular el uso en las indicaciones adecuadas un aspecto que en algunas condiciones (por ejemplo, en prevención secundaria de la cardiopatía isquémica, insuficiencia cardiaca y otras) es extraordinariamente importante.

La gestión de la prescripción en las organizaciones y centros sanitarios

La disponibilidad de información y los mecanismos adecuados de inclusión de medicamentos en la financiación pública son requisitos básicos para una buena prescripción, pero para sorpresa de muchos no son ni todas ni las únicas medidas que debe adoptar un sistema sanitario para optimizar la prescripción (y los beneficios que de ella se obtengan). También importan, y mucho, las políticas sobre la prescripción y la gestión de la prescripción que realizan las organizaciones sanitarias. Los sistemas de presupuestación, los indicadores empleados (y su monitorización efectiva), los incentivos desplegados, entre otros, pueden contribuir a mejorar (o empeorar) la prescripción. La adopción de guías de práctica adecuadas también puede ayudar, al igual que las estrategias que buscan una mayor integración asistencial. La descoordinación y compartimentación de la atención no son un problema exclusivo de la gestión del medicamento, pero el medicamento no es un elemento aislado de la atención, y su gestión se complica cuando esta se complica. La gestión de la prescripción afecta a tres ámbitos que, aun interrelacionados, tiene interés considerar separadamente:

1. La macrogestión incluye elementos modificables únicamente en el ámbito regulador o financiador. En este apartado se incluye la cartera de medicamentos autorizados y/o financiados, su precio y el que pagarán los usuarios (copagos), los canales de distribución, o la regulación de la promoción y de la investigación clínica con medicamentos que, en muchos casos, incorpora aspectos de promoción. Algunos de estos elementos todavía dejan suficiente campo de acción a la gestión. Por ejemplo, los hospitales tienen capacidad para fijar su cartera interna de medicamentos (guías farmacoterapéuticas) y capacidad directa de compra y dispensación, mientras que los centros de AP, aunque pueden desarrollar guías orientativas, carecen de capacidad para garantizar su cumplimiento.

2. Además de lo apuntado, la mesogestión incluye todos aquellos aspectos bajo la responsabilidad de los centros y departamentos, y puede influir de forma sustancial en el uso y consumo de medicamentos. Entre ellos interesan los propios programas asistenciales (tipos de servicios a prestar, programas de atención como los de crónicos, accesibilidad, capacidad resolutiva esperada...), sistemas de pago a los médicos e incentivos, asignación de recursos, etc.

3. la microgestión afecta a aspectos de organización interna de los dispositivos asistencia-
    les para cumplir sus objetivos, los incentivos y desincentivos (no necesariamente eco-
    nómicos) utilizados, y a la implicación de los profesionales en estos objetivos. Las inter-
    venciones posibles incluyen aquellas dirigidas a mejorar la toma de decisiones clínicas
    (reducir la incertidumbre, facilitar la incorporación de criterios de efectividad, seguri-
    dad y eficiencia, identificar y reconducir problemas de utilización de medicamentos) y
    las dirigidas a mejorar los procesos para mejorar los resultados (sobre el incumpli-
    miento terapéutico, aparición de efectos adversos, pautas complejas o en pacientes poli-
    medicados) y las intervenciones correctivas sobre los problemas detectados.

Los grandes grupos de problemas a abordar incluyen: 1) infrautilización (consecuencias clínicas y económicas del deterioro del paciente por ausencia de un tratamiento adecuado); 2) sobreutilización (riesgos, efectos adversos y costes evitables); 3) malutilización
por el empleo de vías, pautas o dosis inadecuadas; 4) selección inadecuada de medicamentos por la existencia de alternativas terapéuticas de mayor eficacia, seguridad o relación
coste-efectividad; y 5) utilización inadecuada.

Para identificar estos problemas y plantear medidas correctoras se requiere información
(ordenada) sobre la prescripción y dispensación de medicamentos de los centros a gestionar, lo que algunos autores denominan el "perfil farmacológico" de un entorno[35]. En general, en la actualidad todos los servicios de salud de las CCAA disponen de los elementos
clave para obtener esta información ordenada (sistemas de clasificación de medicamentos,
medidas específicas de consumo, criterios de evaluación cualitativos y cuantitativos) que les
permiten construir indicadores de gestión del medicamento.

Aunque existen muchas formas de clasificar estos indicadores, desde una perspectiva de
gestión tiene interés conceptualizarlos como indicadores centrados en el medicamento,
indicadores de "indicación-prescripción" que relacionan el uso de un medicamento con un
diagnóstico o una determinada condición clínica, e indicadores de resultados relacionados
con el medicamento. Aunque los dos últimos tipos de indicadores son los de más valor en
gestión de centros (incorporan más información clínica y permiten identificar los problemas con más exactitud), los indicadores de medicamentos también aportan información
de interés.

Elementos para las políticas prácticas

La intervención de gestión para la mejora de la prescripción y la prestación farmacéutica en los centros asistenciales incluye medidas de muy diverso tipo de complejidad, desde
algunas muy sencillas a otras más complejas. Su utilidad, por tanto, depende mucho del
grado de madurez de las organizaciones sanitarias y de sus sistemas de información. El
medicamento no es un producto final de las intervenciones sanitarias, sino un medio a través del cual se persigue prevenir, curar o rehabilitar un problema de salud. La gestión del
medicamento centrada únicamente en la selección y en el consumo de este recurso aporta,
como ya hemos visto, información utilizable para la gestión, pero tiene limitaciones relevantes. El hecho de utilizar fármacos de primera elección no garantiza que su utilización sea
la más adecuada. La gestión clínica pretende mejoras en eficiencia aumentando la efectividad relacionada con el uso de los recursos terapéuticos y minimizando los costes relacionados con su utilización. De todas las posibles intervenciones en este ámbito nos centraremos

fundamentalmente en la gestión del uso de los medicamentos integrada en la gestión de procesos: la elaboración de guías clínicas de procesos asistenciales y la revisión de utilización.

1. Reorganización de procesos asistenciales para permitir la desburocratización de las consultas médicas y mejoras en el control de este tipo de medicación. Incluye aspectos básicos como la disponibilidad de algún sistema de renovación de la medicación crónica que no solo debe reducir cargas burocráticas sino, sobre todo, mejorar el control y la calidad terapéutica en los tratamientos de larga duración. Implica desarrollar criterios sobre qué puede prescribirse a largo plazo, en qué plazo debe revisarse la indicación, etc. Dado el volumen de este tipo de medicación en AP (aproximadamente tres cuartas partes) y su importancia central en el manejo de los pacientes, este tipo de sistemas son esenciales para la gestión clínica de los pacientes, incluyendo la de su medicación. Los sistemas informatizados, usualmente integrados en la historia clínica electrónica, deben permitir desarrollar análisis o indicadores de indicación-prescripción, auditorías terapéuticas y otros análisis que relacionen el medicamento y la condición clínica del paciente. Estos sistemas permiten además orientar intervenciones gestoras o de seguridad (por ejemplo, sustituir un medicamento por su versión genérica, advertir de interacciones o contraindicaciones, etc.).

2. Desarrollar, si no se ha hecho ya, intervenciones simples de reconducción de problemas de calidad o costes, como la identificación del uso de medicamentos que disponen de alternativas baratas, productos de escaso valor terapéutico, o menos idóneos que otros, proponer sustitutos, consensuar el cambio con los clínicos y establecer mecanismos para evitar un posible impacto negativo de las medidas, desde informar a los usuarios a llegar a acuerdos con las oficinas de farmacia del área. Estas intervenciones hay que valorarlas cada vez que aparece en el mercado un producto que minimiza el coste de alguno de los utilizados, o cuando se producen cambios sustantivos en los precios de los existentes.

3. Establecer criterios de selección general de fármacos, incluyendo la política de antibióticos a utilizar, el establecimiento de analgésicos y antiinflamatorios de primera línea, políticas de gastroprotección con inhibidores de la bomba de protones, selección de estatinas, antihipertensivos de primera línea, criterios para incrementar los tratamientos y para el uso de combinaciones a dosis fijas, selección de ansiolíticos e hipnóticos, selección de antiosteoporóticos, criterios de uso de algunos productos específicos (calcitonina, teriparatida…). En lo posible, estos criterios deben establecerse conjuntamente con los servicios de urgencia y el hospital (tanto para la medicación que se prescribe al alta como para la que se prescribe en consulta externa).

4. Establecer criterios para la incorporación de "novedades" terapéuticas. Coloquialmente estas novedades pueden clasificarse en "lo mismo", "casi lo mismo", "lo mismo pero" y "algo diferente". La gestión de las novedades terapéuticas debe identificarlas (antes de que se haya generalizado su uso), valorar sus beneficios potenciales, comparar con las alternativas preexistentes, establecer su impacto asistencial (por ejemplo, el número de candidatos a ser tratados con el nuevo fármaco) y, hasta cierto punto a este nivel, valorar su coste-efectividad e impacto presupuestario (en este terreno es importante valorar los posibles ahorros por evitación de costes sanitarios en cualquier nivel asistencial).

5. Encajar las políticas de mejora de la prescripción en los procesos clínicos. Básicamente supone el desarrollo (o incorporación) de guías de práctica clínica (GPC), trayectorias

clínicas y protocolos para las condiciones más relevantes, y el desarrollo de indicadores que valoren sus resultados. Las GPC no son solo terapéuticas, pero el medicamento suele tener un papel relevante en la mayor parte y permiten orientar el "qué debemos hacer" y el compararlo con lo que hacemos. Las GPC, trayectorias y protocolos deben trascender el nivel de la AP e integrarse en las urgencias hospitalarias, el hospital y la consulta externa.

6. Evaluar los procesos terapéuticos. El desarrollo de guías clínicas debe permitir identificar los puntos críticos o indicadores del proceso, entendidos como aquellos elementos medibles del mismo que están íntimamente relacionados con la calidad de realización y, por tanto, con el resultado u objetivo que se plantea el proceso.

7. Evaluar los resultados. Aunque los resultados clínicos no dependen exclusivamente de los medicamentos, y ni siquiera de los servicios sanitarios (además de la propia gravedad del cuadro de cada paciente, influyen condicionantes sociales y familiares y otros aspectos del entorno del paciente), la medición de resultados puede ser útil para valorar, más o menos indirectamente, la calidad terapéutica. En general se utilizan medidas de resultado intermedias (grado de control de la diabetes, hipertensión, hiperlipemia…) que son fáciles de obtener y tienden a ser bastante estables por su mayor frecuencia, pero también indicadores de utilización de algunos servicios (ingresos y/o visitas a urgencias por descompensación de insuficiencia cardiaca, EPOC…) y algunos otros de más difícil valoración (días de baja laboral, días de hospitalización o de hospitalizaciones evitables, complicaciones o efectos adversos, etc.). También se utilizan algunos indicadores más directamente relacionados con el medicamento (porcentaje de pacientes tratados y bien controlados, coste de farmacia por paciente bien controlado, etc.).

Y un apunte sobre la dispensación

Si se pretende introducir mejoras a lo largo de todo el ciclo del medicamento, la dispensación no debería quedar al margen. Sin embargo, hasta la fecha las farmacias, y lo que es peor, sus farmacéuticos, se mantienen en una situación impropia del papel que deben desempeñar en esa cadena. También aquí se peca de miopía al centrarse en los precios, en este caso la retribución de las oficinas de farmacia (OOFF), en lugar de contemplar los contenidos del servicio prestado. Los problemas reales del diseño de nuestra distribución farmacéutica estriban en el malbaratamiento de capacidades profesionales y la preocupación por las reclamaciones comerciales del sector, con la consiguiente desatención de su potencial contribución sanitaria.

El conjunto de la sociedad debería estar interesado en que las capacidades técnicas de un importante contingente de profesionales sanitarios, cuyos cometidos han ido perdiendo sentido con el desarrollo industrial del sector, se reorienten hacia actuaciones que contribuyan inequívoca y específicamente a la mejora de la salud[36]. La omisión de las actividades de carácter profesional resulta más llamativa ante la cada vez más ubicua apelación a la necesaria integración asistencial. Cuesta entender cómo sistemáticamente se deja fuera de su ámbito a quienes razonablemente deben ser considerados actores sanitarios. Esta desatención a su dimensión profesional es una indeseable característica que comparten los diferentes reguladores y gestores sanitarios, nacionales y autonómicos.

La interesada confusión entre actividad profesional y limitación de propiedad a ciertos profesionales lleva a eludir la inaplazable redefinición de aquella. Para ello es preciso contemplar más las necesidades de la demanda que las de la oferta, diseñando sistemas de regulación, actuación y retribución capaces de alinear los intereses de los farmacéuticos (en tanto que profesionales y no como eventuales empresarios), el sistema sanitario en el que anómalamente se integran y los de los usuarios a los que sirven. Todo ello con una perspectiva atenta a incrementar la contribución a la salud de los ciudadanos que puede aportar el importante número de profesionales que hoy dispersan sus habilidades en actividades de menor valor. Esta razonable reorientación viene avalada incluso por el Comité de Ministros del Consejo de Europa, que hace ya una década resolvió que "el margen de beneficios o el volumen de ventas no son adecuados para retribuir servicios profesionales, ni tampoco útiles para el control de costes"[37].

Aunque la reclamación de un mayor énfasis en los aspectos profesionales y un cambio en los modelos retributivos ha sido reiterada en numerosas ocasiones[38,39], las reivindicaciones del sector y las actuaciones de sus obsequiosos gobernantes siguen centradas en la retribución por márgenes comerciales, ajenos a cualquier avance en contenidos sanitarios. Además del histórico despilfarro de capacidades ya señalado, en estos momentos la insistencia en retribuir a las OOFF como detallistas resulta bastante suicida. Así, durante los años de crecimiento neto de la facturación, las CCAA alimentaron una política expansiva del ya excesivo número de OOFF. Solo en España pueden encontrarse OOFF en municipios o núcleos de población de menos de 300 habitantes. No hay ejemplos similares en otros países[40]. Consecuentemente, cuando las reducciones de precios amenazan con menguar la recaudación —parcialmente compensada con el incremento de cantidades y las bonificaciones comerciales— surge la preocupación por su viabilidad. Y una de las primeras medidas "para la mejora de la cohesión del SNS"[41] ha sido modificar los márgenes para ciertas OOFF rurales que "juegan un papel de primera magnitud en la salud de la población". Curioso papel consistente en dispensar productos para los que se requiere la prescripción de un médico que no existe en tales núcleos de población. Y la norma se promulga mientras las OOFF de una determinada Comunidad realizan un cierre patronal por la demora de 90 días en el cobro. Algo que sería más comprensible si hasta esa fecha no hubiesen sido mimados con pagos a los 20 días de facturar mientras el resto de proveedores sanitarios, grandes y pequeños, esperaban unos 600. Las autoritarias respuestas de la Administración morosa no son más que la lógica continuación de una insensata deriva que viene de largo.

Este caso coyuntural muestra cómo sistemáticamente se desaprovechan las oportunidades de reconducir al terreno sanitario lo que ahora no pasan de ser problemas comerciales. En otros documentos[42] se han propuesto alternativas de pago que contemplen "una retribución por ciertos servicios definidos explícitamente por el financiador. Ésta era una magnífica ocasión para abordar los contenidos de ese `papel de primera magnitud'" que se atribuye a ciertas OOFF. Habrá que seguir esperando. Mientras, convendrá reiterar, esperando mayor éxito esta vez, que la implantación de programas de revisión de utilización, sobre los que hacer pivotar las experiencias de una atención farmacéutica aún menos que embrionaria, se presenta como una opción poco aventurera, pero con beneficios seguros para todas las partes implicadas. La mera verificación "ex ante" del cumplimiento terapéutico y la evitación de algunas interacciones y contraindicaciones supone un valor añadido diferencial respecto a la situación presente.

Retomando el título que acoge estas líneas, entre las posibles innovaciones en la prestación farmacéutica, es difícil encontrar alguna mayor y potencialmente más provechosa que la reorientación de los activos sanitarios de las OOFF desde el sólito menudeo hacia cometidos de agentes de salud. Con la ventaja añadida de que cabe plantearse casi cualquier tipo de iniciativas. Difícilmente alguna remotamente sanitaria supondrá un empeoramiento respecto a la situación actual.

Líneas de avance

Gestionar la prescripción y la prestación farmacéutica no es tanto un problema de organigramas (aunque se facilita con la integración funcional de las organizaciones), sino de desplazar la importancia (clínica y económica) desde el "qué nivel hace qué cosa" hacia el "qué se le hace al paciente en cualquier nivel", y desde los resultados de una unidad o servicio hacia los resultados para el paciente. Gestionar la prescripción no es tanto gestionar medicamentos como la atención a enfermedades y enfermos. Implica el desarrollo de programas longitudinales de atención a los pacientes que incorporen las actuaciones clínicas de los diferentes profesionales, incluyendo a quién tratar, cuánto tratar y con qué tratar. Obviamente requiere entrar en ese terreno olvidado que hasta ahora han sido las interfases entre la AP y la hospitalización bajo ingreso, las consultas externas, la prescripción al alta, la prescripción en urgencias.

La prescripción es tan central en la AP que para su mejora hay que mover muchas piezas. En el mismo sentido, hay muchas cosas que no mejorarán sin mejorar la prescripción. Entre las piezas de interés hay que citar el desarrollo de la historia clínica informática con sistemas de ayuda a la prescripción y al seguimiento de sus problemas, el desarrollo de estrategias globales de mejora de la seguridad, la reducción del peso de la industria farmacéutica en la formación y la información a los profesionales, o un mayor control de la promoción farmacéutica —en especial de algunas estrategias como las de extensión de la enfermedad (*disease mongering*) o las de fabricación de evidencias sesgadas— o los propios ensayos promocionales. Y hay que señalar, todavía, que las organizaciones académicas, científicas y profesionales no deberían ser ajenas a buscar la necesaria distancia entre ciencia y promoción.

Algunas estrategias macro también pueden ayudar a mejorar. La creación de una agencia que pueda evaluar objetivamente el valor adicional aportado por un nuevo medicamento y su coste adicional, la fijación de precios acorde con la relación coste-efectividad, la exclusión de la cobertura de medicamentos con escaso o nulo valor añadido, etc. Igualmente el uso de indicadores juiciosos (asociados a la adecuación de la prescripción y centrados en la prevención secundaria y los altos riesgos antes que en los pequeños riesgos) puede ser provechoso.

Al extremo se trata de prescribir (o no), alineando los intereses de los profesionales y el conjunto del sistema sanitario con los de los ciudadanos a los que se pretende servir y los pacientes a los que se pretende tratar.

Agradecimientos
Este trabajo es deudor de otros trabajos previos que, ocasionalmente, fueron realizados con otros colegas o coautores. Singularmente de los recogidos en las referencias 5, 15 y 19.

BIBLIOGRAFÍA

1. Sanfélix-Gimeno G, Peiró S, Meneu R. La prescripción farmacéutica en Atención Primaria. Mucho más que un problema de gasto. En: Ortún V, editor. La refundación de la Atención Primaria. Madrid: Springer Healthcare; 2011. p. 53-70.
2. Moreno-Torres I, Puig-Junoy J, Raya JM. The impact of repeated cost containment policies on pharmaceutical expenditure: experience in Spain. Eur J Health Econ. 2010. En prensa.
3. Richards M. Extent and causes of international variations in drug usage. A report for the Secretary of State for Health by Professor Sir Mike Richards CBE. London, UK: Central Office of Information; 2010.
4. Hay que copiar a los países con una AP fuerte. Entrevista a Vicente Ortún. Diario Médico. 2011 jun 17. p. 14.
5. Meneu R, Peiró S, editores. Elementos para la gestión de la prescripción y la prestación farmacéutica. Barcelona: Masson; 2004.
6. Detsky AS, Laupacis A. Relevance of cost-effectiveness analysis to clinicians and policy makers. JAMA. 2007;298(2):221-4.
7. Tierney M, Manns B; Members of the Canadian Expert Drug Advisory Committee. Optimizing the use of prescription drugs in Canada through the Common Drug Review. CMAJ. 2008;78(4):432-5.
8. Rawlins MD, Culyer AJ. National Institute for Clinical Excellence and its value judgements. BMJ. 2004;329:224-7.
9. Hutton J, McGrath C, Frybourg JM, Tremblay M, Bramley-Harker E, Henshall C. Framework for describing and classifying decision-making systems using technology assessment to determine the reimbursement of health technologies (fourth hurdle systems). Int J Technol Assess Health Care. 2006;22(1):10-8.
10. Morgan SG, McMahon M, Mitton C, Roughead E, Kirk R, Kanavos P, et al. Centralized drug review processes in Australia, Canada, New Zealand, and the United kingdom. Health Aff (Millwood). 2006;25(2):337-47.
11. Laupacis A. Economic evaluations in the canadian common drug review. Pharmacoeconomics. 2006;24(11):1157-62.
12. Cohen JP, Stolk E, Niezen M. Role of budget impact in drug reimbursement decisions. J Health Polit Policy Law. 2008;33(2):225-47.
13. Maynard A. Towards a Euro-NICE? Eurohealth. 2001;7(2):26.
14. Fried S. Bitter Pills. New York: Bantam Books; 1999.
15. Cervera Casino P. La difusión de los nuevos medicamentos y su incorporación a la práctica clínica. En: Meneu R, Peiró S, editores. Elementos para la gestión de la prescripción y la prestación farmacéutica. Barcelona: Masson; 2004.
16. Parish PA. Drug prescribing - the concern of all. J Royal Soc Health. 1973;93:213-7.
17. Barber N. What constitutes good prescribing? BMJ. 1995;310:923-5.
18. Asscher AW, Parr GD, Whitmarsh VB. Towards the safer use of medicines. BMJ. 1995;311(7011): 1003-6.
19. Puig-Junoy J, Peiró S. From the therapeutic utility to the added therapeutic value and the incremental cost-effectiveness ratio. Rev Esp Salud Publica. 2009;83(1):59-70.
20. van Luijn JC, Gribnau FW, Leufkens HG. Availability of comparative trials for the assessment of new medicines in the European Union at the moment of market authorization. Br J Clin Pharmacol. 2007;63(2):159-62.
21. Pirmohamed, Breckenridge AM, Kitteringham N, Park BK. Adverse drug reactions. BMJ. 1998;316:1295-8.
22. Jolín Garijo L, Martín Bun M, Prados Torres S, Vicens Caldentey C, Abanádes Herranz JC, Cabedo García V, et al. Factores que influyen en la prescripción farmacológica en Atención Primaria. Aten Primaria. 1998;22:391-8.
23. Azpiazu Garrido M, García Olmos L. Factores condicionantes del gasto en farmacia en los centros de atención primaria de un área de salud. Aten Primaria. 2002;29:84-9.
24. Caamaño F, Figueiras A, Gestal-Otero JJ. Condicionantes de la prescripción en atención primaria. Aten Primaria. 2001;27:43-78.

25. Prosser H, Almond S, Walley T. Influences on GPs' decision to prescribe new drugs –the importance of who says what. Fam Pract. 2003;20:61-8.
26. Meneu R. La promoción de medicamentos. Apuntes para una mejor comprensión. Form Med Contin Aten Prim. 2010;17(02):53-5.
27. Catalán A, Pellicer MA, Gene J. ¿Nuevos medicamentos o novedades terapéuticas? El Comité de evaluación de nuevos medicamentos del Instituto Catalán de la Salud. Aten Primaria. 2000;9:636-40.
28. Jones MI, Greenfield SM, Jowett S, Bradley CP, Seal R. Proton pump inhibitors: a study of GP's prescribing. Fam Pract. 2001;18:333-8.
29. McGettigan P, Golden J, Fryer J, Chan R, Feely J. Prescribers prefer people: The sources of information used by doctors for prescribing suggest that the medium is more important than the message. Br J Clin Pharmacol. 2001;51:184-9.
30. Robertson J, Treloar CJ, Sprogis A, Hernry DA. The influece of specialists on prescribing by GPs. A qualitative study. Aust Pham Phys. 2003;32:573-6.
31. Jones MI, Greenfield SH, Bradley CP. Prescribing new drugs: qualitative study of influences on consultans and general practitioners. BMJ. 2001;323:1-7.
32. Arroll B, Goodyear-Smith F, Thomas DR, Kerse N. Delayed prescriptions: evolution of an innovation. NZFP. 2003;30:30-4.
33. Llor Vità C. ¿Cómo hacemos la selección personal de medicamentos? En: Nin Julve E, editor. Manual de gestión de la prescripción farmacéutica en Atención Primaria. Madrid: Sociedad Española de Directivos de Atención Primaria; 2001. p. 49-62.
34. Peiró S, Sanfélix-Gimeno G. The induced prescription: A problem that conceals deficiencies in prescription management. Rev Calid Asist. 2010;25(6):315-7.
35. Segú JL. La gestión de los medicamentos en las organizaciones sanitarias. La perspectiva de la microgestión. En: Meneu R, Peiró S, editores. Elementos para la gestión de la prescripción y la prestación farmacéutica. Barcelona: Masson; 2004. p. 173-221.
36. Meneu R, La Atención Farmacéutica. ¿Antes consagrada que contrastada? Gest Clín Sanit. 2007;9: 3-10.
37. Comité de Ministros del Consejo de Europa. Resolución ResAP (2001)-2 relativa al papel del farmacéutico en el marco de la seguridad de la salud. Pharm Care Esp. 2001;3:216-22.\
38. Meneu R. Alternativas a la distribución de medicamentos y su retribución. Gac Sanit. 2002;16(2):171-81.
39. Puig-Junoy J, Llop J. Propuestas de racionalización y financiación del gasto público en medicamentos. Documento de Trabajo 50/2004. Madrid: Fundación Alternativas; 2004.
40. COFV-FEFE. Marco legal comparado de la farmacia en Europa. El modelo español de farmacia referente para el futuro de la farmacia en Europa. Valencia: COFV-FEFE; 2007. Disponible en: http://www.actualidadsanitaria.com/Marco legal comparado.pdf
41. Real Decreto-ley 9/2011, de 19 de agosto, de medidas para la mejora de la calidad y cohesión del sistema nacional de salud, de contribución a la consolidación fiscal, y de elevación del importe máximo de los avales del Estado para 2011. BOE Núm. 200. Sábado 20 de agosto de 2011.
42. Meneu R. La distribución y dispensación de medicamentos en España. Documento de trabajo 130/2008. Madrid: Fundación Alternativas; 2008.

CAPÍTULO 6

Prestación de servicios sanitarios: qué, quién, cuándo y dónde

Juan Gérvas y Mercedes Pérez Fernández

Introducción

Estructura y función del sistema sanitario

Los sistemas sanitarios son el resultado de la suma y coordinación de instituciones y organizaciones públicas y privadas con el mandato de mejorar la salud de individuos y poblaciones en el marco político e institucional de cada país[1]; es decir, los sistemas sanitarios tienen por objetivo "producir salud" a partir de los servicios prestados por determinadas instituciones y organizaciones.

Si bien "producir salud" es un término elusivo y discutido, en este texto aceptaremos que el sistema sanitario cumple sus objetivos si contribuye a disminuir el sufrimiento y la mortalidad sanitariamente evitables. Por ejemplo, mediante la administración de la vacuna evitar que un paciente desarrolle tétanos, con el uso de analgésicos impedir que un paciente muera con dolor incoercible, con una "escucha activa" evitar el uso de medicamentos y un buen resultado en un paciente con depresión menor, lograr con la organización adecuada que los pacientes con insuficiencia cardíaca reciban cuidados apropiados a domicilio (según la necesidad biológica y sociológica) o evitar que el uso incorrecto de antidepresivos conlleve el aumento de los suicidios entre los jóvenes. Como se ve por los ejemplos, es clave que el sistema sanitario cumpla sus fines sin provocar daños; es decir, tan importante es disminuir el sufrimiento y la mortalidad sanitariamente evitables como no generar daños innecesarios en el cumplimiento de estos objetivos.

En las sociedades desarrolladas existe un acuerdo por el que se acepta que, en último término, el Estado es responsable de que el sistema sanitario produzca salud mediante cursos de acción que la protejan (establecer y hacer cumplir la legislación que evite daños), la promuevan (desarrollar actividades que lleven a mejorar la salud), prevengan la enfermedad y el sufrimiento (evitar el desarrollo de enfermedades y diagnosticarlas en fases preclínicas) y presten cuidados a los enfermos (atender los signos y síntomas de las enfermedades, procurar su menor impacto e incluso curar, promover la rehabilitación y ayudar a bien morir)[2].

El objetivo es disminuir el sufrimiento y la mortalidad sanitariamente evitables; es decir, evitable en el sentido de "sensible" a la actuación del sistema sanitario dado un contexto determinado.

La salud, como el sistema sanitario, es expresión de una cultura, y de una situación dada en el tiempo, en la geografía y en la historia y por ello los sistemas sanitarios no existen en el "vacío". El sistema sanitario suele concentrarse en la prestación de servicios en dos campos de los cuatro señalados, el de la prevención y el de la atención clínica. Pero, incluso en estos dos casos la actuación del sistema sanitario nunca es aislada, sino que se suma a un necesario contexto. Incluye, como ejemplo, la participación del paciente y de la familia en el proceso terapéutico.

El impacto en salud de la prestación de servicios sanitarios

En la atribución de responsabilidades y en la asignación de presupuestos es central la noción de que la salud no es un derecho, sino una situación que depende básicamente de la herencia genética del individuo y del contexto sociocultural en que se desarrolle y viva. Nadie tiene "derecho" a la salud, como no tiene derecho, por ejemplo, ni a la belleza, ni a inteligencia, ni al amor, ni a la felicidad, ni a la bondad. El individuo y las poblaciones no tienen derecho a la salud pero sí tienen derecho a la protección, promoción, prevención y atención clínica, que terminan "produciendo" salud.

En la producción de salud el sistema sanitario tiene un campo específico, muy valioso, pero limitado a determinadas condiciones "sensibles". De hecho, se produce más salud desde otros campos, como por ejemplo la educación formal, la justa redistribución de la riqueza, la efectiva implantación de la democracia y de la transparencia en el gobierno público, el ejercicio de una profesión/trabajo en condiciones aceptables y el acceso a vivienda digna con agua potable y sistemas de depuración de los residuos.

El campo específico del sistema sanitario es limitado pero central. Basta pensar, con tres ejemplos, en las poliomielitis evitadas con la "simple" vacuna, en las consecuencias que se derivarían de no poder intervenir para eliminar las cegueras provocadas por cataratas, y en el dolor que no evitaría el uso de analgésicos "larga mano" para ayudar a bien morir. Las condiciones y eventos "sensibles" a los servicios sanitarios son relevantes para la sociedad, la población y los individuos, y de ahí la importancia de la actividad apropiada del sistema sanitario.

El impacto en salud del sistema sanitario es crucial para el individuo y para las poblaciones pues, como seres sociales, el sufrimiento nos afecta sea propio o ajeno. Por ello la intervención aceptada del Estado en el sector salud y el desarrollo de sistemas sanitarios de financiación pública en todos los países desarrollados del mundo (con la notable excepción de los EE.UU.).

La visión planteada, de servicio sanitario como conjunto de instituciones y organizaciones con un mandato de producir salud, y la salud como bien no garantizable, limita y concreta conceptos que pueden ser muy vagos si se engloba en sistema sanitario todo aquello que "produce salud" y si se considera la salud como un derecho. Los conceptos vagos llevan a debates grises, y hasta a la ceguera personal e institucional; conviene la concreción y el análisis según parámetros claramente definidos.

Además de acotar los conceptos, es importante ver los sistemas sanitarios como sistemas "complejos", de forma que cambios en algunos de sus componentes o actividades producen cambios a veces inesperados y desproporcionados en otros componentes y actividades del mismo[3].

Por todo ello comprendemos mal el funcionamiento de los sistemas sanitarios y la interacción entre sus recursos, sus actividades y sus "productos". Tal pobre comprensión se corresponde con una intervención escasamente fundamentada, y muchas veces de consecuencias imprevisibles (incluso negativas y hasta opuestas a las buscadas). Por ejemplo, sabemos poco sobre "qué" servicios producir (sobre todo, acerca de cómo hacer la selección de los más relevantes, cómo priorizarlos), "quién" los debería prestar (las responsabilidades de los distintos profesionales, y el más adecuado conjunto de las mismas, el *mix* profesional), "cuándo" prestar los servicios (en qué momento de la evolución de los problemas) y "dónde" prestarlos (el lugar, desde el domicilio del paciente al hospital universitario).

La toma de decisiones, la elección del mejor curso de acción en cada caso, debería buscar el cumplimiento de los objetivos del sistema sanitario sin generar daños adicionales. Es el viejo *primum non nocere*, que implica una actividad continuada de prevención cuaternaria. Esta evita la actividad innecesaria (pues nunca se compensan sus daños) y minimiza los daños de la actividad necesaria[4].

Puesto que los sistemas sanitarios son sistemas complejos, y dado nuestro desconocimiento acerca de la interacción entre recursos, actividades y resultados (el producto), cabe la prudencia como norma, ante las innovaciones y ante la práctica aceptada. Por ello el lema debería ser "máxima calidad, mínima cantidad, tecnología apropiada en el momento adecuado y tan cerca del paciente como sea posible".

Los objetivos del sistema sanitario

El sistema sanitario desarrolla cursos de acción que le llevan a cumplir con el papel asignado respecto a la salud, especialmente, prevenir la enfermedad y el sufrimiento (evitar el desarrollo de enfermedades y diagnosticarlas en fases preclínicas) y prestar cuidados a los enfermos (atender los signos y síntomas de las enfermedades, procurar su menor impacto e incluso curar, promover la rehabilitación y ayudar a bien morir). Lo repetimos, pues entre los objetivos del sistema sanitario no está el eliminar toda enfermedad, ni toda muerte, ya que ambas son componentes de la propia vida. Se incluye entre sus objetivos el *primum non nocere*, el evitar daños innecesarios, la prevención cuaternaria.

La prevención cuaternaria se ha convertido en objetivo prioritario al cambiar las condiciones de prestación de servicios. Las actividades son cada vez más variadas, más precoces, más potentes y se aplican a mayor población por más variados profesionales. Por ejemplo, el cáncer de cuello de útero es causa rara de muerte en España (unas 600 mujeres de un total de unas 180.000 muertes anuales femeninas). Hace 60 años todo lo que se hacía era diagnosticar y tratar a la mujer con metrorragia y cáncer. En la actualidad se realizan anualmente 10 millones de citologías, a las que se suman las conificaciones consiguientes y la vacuna contra el virus del papiloma humano[5]. La mortalidad ha cambiado poco pero los potenciales daños ligados a las intervenciones han aumentado. Conviene por ello la prevención cuaternaria.

Los objetivos del sistema sanitario se pueden resumir en la prolongación de la vida, la evitación de sufrimiento y la ayuda a morir con dignidad (sin añadir daños innecesarios). Es decir, el "producto en salud" del sistema sanitario se podría medir en estos tres campos. Por ejemplo, respectivamente, lograr la supervivencia en condiciones de vida que valga la pena vivirse de pacientes tras el cáncer de mama, aconsejar contra el tabaco de forma que disminuyamos la prevalencia de la EPOC y facilitar que los pacientes puedan elegir el lugar de su muerte a sabiendas de que la calidad estará siempre garantizada. El cumplimiento exige considerar los daños provocados y evitar los innecesarios, así como la valoración económica de lo hecho y de las mejores alternativas.

Para cumplir los tres objetivos señalados el sistema sanitario cuenta con un presupuesto asignado y cerrado (en principio) cuyo destino aprueba en último término la sociedad. La aprobación social supone la aceptación de la renuncia al mejor uso alternativo de dicho presupuesto. Ello implica un enorme compromiso de todos los "actores" del sistema sanitario, especialmente para los médicos. No cabe subrogar toda la responsabilidad de un uso incorrecto del presupuesto en los políticos, gerentes y otros, ni tampoco en los pacientes y en la sociedad. Hay componentes de los objetivos que son casi de exclusiva responsabilidad médica. Por ejemplo, se ha demostrado que los médicos atribuyen distinta gravedad y urgencia a casos similares con infarto de miocardio, lo que lleva a tiempos de espera mayores para los que pertenecen a la clase baja. Esa lista de espera injusta es responsabilidad exclusiva de los médicos en la asignación errónea de gravedad y de urgencia[6].

En todo caso, los recursos finales para la prestación de los servicios son materiales, humanos, financieros y del conocimiento. Estos, del conocimiento, son los más valiosos y escasos. Su carencia explica que, en la práctica, gran parte de la actividad del sistema sanitario sea de pura inercia y que no se concentre en la consecución de los tres objetivos señalados. Lo que manda, muchas veces, es el presupuesto "histórico" y su cumplimiento sin gran evaluación. La situación puede llegar a ser tal que "los pacientes se conviertan en el combustible del sistema sanitario". Es decir, el sistema sanitario pasa a tener por objetivo básico su propia existencia y actividad.

En sentido contrario, la actividad del sistema sanitario debería centrarse en lograr algo básico: prestar atención de calidad al 100% de los casos y situaciones que la precisan, y evitar la prestación de atención de cualquier calidad al 100% de los casos y situaciones que no la precisan[7]. Y ello habiendo definido la atención a prestar, los profesionales implicados, el momento de la actuación y el lugar de la misma.

Proponemos al lector que nos acompañe en un paseo por la salud, la enfermedad, la vida y la muerte, para valorar las posibilidades de mejora de los cursos de acción que puede emprender el sistema sanitario cuando se empeña en cumplir con sus objetivos: la prolongación de la vida, la evitación de sufrimiento y la ayuda a morir con dignidad (sin provocar daños innecesarios). En este paseo las cuatro claves, las cuatro contraseñas, los cuatro santo y seña son: qué, quién, cuándo y dónde. De todo ello trataremos con varios ejemplos que entretengan el paseo y ayuden a pensar.

Del caso a la categoría en qué, quién, cuándo y dónde. Dos ejemplos: el aborto voluntario y la insuficiencia cardíaca

El aborto voluntario

El caso

Acude por primera vez a consulta una mujer búlgara de 26 años que lleva en España apenas tres meses. Vive con su esposo, trabajador a salto de mata en la construcción, con formación de informático. Tienen dos hijos, una en Bulgaria, de 10 años, con la abuela materna, y otro de 2 años, que vive con ellos. No tiene antecedentes de interés excepto tabaquismo desde la adolescencia, y no trabaja fuera de casa. Su razón de consulta es la falta de la regla y la solicitud de aborto. Ha oído que lo cubre la Seguridad Social, pero también que hay un medicamento muy eficaz, que se puede comprar en el mercado negro. La paciente acude sola y se expresa con dificultad en español ("marido trabajando" dice, por ejemplo, para excusar su ausencia). En el curso de la entrevista queda claro que la paciente entiende el aborto voluntario como un método más de control de la natalidad, tal y como se practica en su país. Tras las pruebas pertinentes se comprueba que la amenorrea se debe al embarazo y se procede a la derivación para el programa de interrupción voluntaria del mismo. Además, el médico comenta a la mujer las cuestiones legales para el uso de medicamentos en el embarazo voluntario, sugiere métodos anticonceptivos varios y da cita con la enfermera para ampliar este servicio respecto a la fertilidad. También obtiene su permiso para ponerle en contacto con una compatriota que ya conoce a fondo el sistema sanitario español para que le sirva de traductora, guía y ayuda, tanto en el caso del aborto como en la contracepción y otros problemas de salud. Esta "agente de salud" coopera voluntariamente con la trabajadora social, y ambas encarrilan el caso. La paciente colabora y cumple con los trámites, pero tras el aborto vuelve a visitar al médico para hacerle constar que al final tuvo que acudir a una clínica privada, por los retrasos y barreras del programa oficial. Todo fue bien. Y dice en su media lengua "¡con fácil tomar medicamento en casa...!" El médico se promete hacer una sesión clínica sobre el aborto farmacológico.

La categoría

Visión general

Sabemos poco sobre la fertilidad humana, por más que sea un asunto relevante. Es relevante ya que la persistencia de la Humanidad tiene como factor limitante la capacidad de reproducción. Para el conjunto de la población es una cuestión de vida o muerte en que se admiten "variaciones". También para el individuo hay variantes. Así, por ejemplo, desde la Antigüedad se ha admitido la existencia de "vírgenes" que por cuestión religiosa aceptaban la infertilidad voluntaria. Y, en sentido opuesto, por "exceso" de fertilidad es antiguo el arte de provocar el aborto voluntario, con métodos físicos y químicos de lo más variados y peligrosos. Es decir, la cuestión del rechazo del embarazo es tan común como el anhelo del mismo, y la intensidad de esa doble visión se demuestra bien en la aceptación por la sociedad y por la mujer de los inconvenientes de ambos problemas, el tratamiento de la infertilidad y el aborto voluntario.

Es importante hacer notar que el aborto (voluntario e involuntario) conlleva la conmoción femenina, interna y personal, en lo más hondo de su ser físico y mental. Pocas cosas hay que "remuevan" más las entrañas de la mujer, por más que el sistema sanitario sea muchas veces indiferente a este aspecto emocional. Si el aborto voluntario conmueve a la sociedad y a las profesiones sanitarias, más conmueve a la mujer (y conviene no olvidarlo). Además, el aborto voluntario es actividad sobre un proceso fisiológico, pues el embarazo no es enfermedad. Ello también lo hace especial, como la participación de un tercero que puso el espermatozoide, y que muchas veces es persona que también decide respecto al proceso del aborto voluntario.

El aborto voluntario es cuestión social candente, pues conlleva decisiones en torno al origen de la vida, y en ello concierne a lo más profundo de la Humanidad, a su supervivencia como especie. Así, el aborto provoca reacciones encontradas y se ha prohibido en general, con lo que se convierte en problema de salud pública por la mortalidad materna consiguiente. Sirva de ejemplo Brasil a este respecto, donde existe una política de "supuestos" muy restrictiva y alta mortalidad por las complicaciones de los abortos ilegales. En sentido contrario, cuando se legaliza, el problema de salud pública se plantea por el exceso de uso, por su empleo como sistema de control de la natalidad, del estilo de lo que se refleja en el caso expuesto, en Bulgaria. En España costó establecer una ley de supuestos que justificaban legalmente el aborto voluntario, y costó pasar a una ley de plazos, por más que su implantación práctica no haya creado mayores problemas.

Del qué al quién, cuándo y dónde de una tacada

El "qué" respecto al aborto voluntario no ha sido fácil de definir. Es una cuestión mucho más que médica, como casi todas. El sistema sanitario tiene que dar respuesta a esta cuestión teniendo en cuenta la legislación. En este caso la definición de "qué" sea aborto voluntario es cuestión más política que científica, y los límites temporales fijados son limitaciones legales para la práctica clínica[8].

Los médicos tendemos a ver el "qué" como una cuestión científica y aséptica, por más que eso no exista. Las cuestiones científicas son generalmente cuestiones políticas y culturales, a veces éticas y filosóficas, morales y religiosas. Bien se demuestra en el caso del aborto voluntario. En general el "qué" tiene connotaciones que van mucho más allá de la ciencia y de la profesión médica, como se demuestra también más adelante, con el ejemplo de la insuficiencia cardíaca. El "qué" supone al tiempo la selección de un problema y su definición, con la toma de decisión implícita acerca de su relevancia social y clínica. En un solo acto decidimos lo que se hará, descartamos otros problemas y otras opciones del mismo problema, y lo definimos. Es por ello clave que la sociedad y los profesionales veamos el "qué" en toda su importancia, pues del "qué" depende el cumplimiento de los objetivos del sistema sanitario. Dicen los economistas que no hay nada peor que hacer bien una cosa que no habría que hacer.

En la legislación española no se considera la posibilidad del aborto voluntario farmacológico en Atención Primaria. Tampoco se niega, pero claramente en la mente del legislador la imagen que primó fue la del quirófano, el especialista y la clínica privada. Es decir, en la legislación española sobre el aborto voluntario se define el qué, el quién, el cuándo y el dónde, por más que se refiera básicamente al "qué" y al "cuándo". Lo que es peor, para la mayoría de los profesionales no hay nada raro en ese definir legal del conjunto de cuestiones que se refieren a la provisión de servicios. En cierta forma la legislación refleja un estado de opinión social y profesional que ve el aborto voluntario como cuestión del especialista en ginecología, ajena al médico general, especialista en Medicina de Familia.

En contra de la mejor opción

Las decisiones subyacentes a la legislación sobre el aborto voluntario conllevan un producto en salud "agresivo", lejos del domicilio de la paciente, lejos del entorno natural de su vida y actividad. No existe fundamento científico para tal decisión, que va contra el mejor interés de las pacientes y del sistema sanitario. El aborto farmacológico se puede realizar con condiciones finales de éxito lo mismo en el hospital/clínica que en el centro de salud y la casa de la paciente[9].

De hecho, los escasos debates sobre el aborto voluntario con medicamentos no se refieren a cuestiones sobre seguridad, calidad, deseos del paciente y coste, sino que reflejan claramente el conflicto de intereses que suscita la propuesta de un aborto farmacológico, más cercano y humano, más científico y barato.

Convertir el aborto voluntario en una cuestión entre la mujer y su médico de cabecera sería la opción humana, científica y técnica más correcta, que puede asegurar la mejor atención al 98% de las pacientes. Por supuesto, se deben considerar los casos en que conviene directamente la atención por el ginecólogo, en la clínica o en el hospital, como sospecha de mola, infección o embarazo extrauterino, por ejemplo. Al señalar las excepciones acotamos el "qué" legal, asignamos otro "quién", y definimos "cuándo" y "dónde". Son decisiones que los médicos hacemos casi sin valorar las implicaciones.

Con frecuencia, el dominio de los especialistas va en contra de la racionalidad y el resultado en salud puede ser incluso peor. Por ejemplo, en el caso de la atención al parto fisiológico por la matrona, que obtiene mejores resultados en salud (para la madre y el niño) que el médico general, y este consigue mejores resultados que el ginecólogo/obstetra. Este ejemplo es distinto, pues nunca se ha considerado ni demostrado el valor de la atención especializada en el parto fisiológico. En el aborto la situación se refiere a un "síndrome del barquero" en que la tecnología ha cambiado, existen alternativas a la prácticas habituales, las posibilidades técnicas llevan a la prestación de servicios de mejor calidad y menos costosos y más cerca del paciente, pero los especialistas manejan el sistema sanitario de forma que no se procede a la "devolución" del servicio a quien lo podría prestar en mejores condiciones para las pacientes[10]. De hecho, los ginecólogos mantienen un monopolio en contra del mejor interés de las pacientes y de la sociedad.

¿Cómo se explica la aceptación social y personal de opciones irracionales cuando se enfrenta la Atención Especializada a la Atención Primaria? El caso del aborto voluntario demuestra que las alternativas ni se consideran. Es decir, que se excluye de raíz la opción en la consulta del médico de cabecera y la casa de la paciente. Los legisladores acceden directamente a los especialistas, y raramente cuentan con un médico de cabecera; además, los que les asesoran son especialistas; por ello no es raro que sus "productos" (las leyes) impliquen opciones exclusivas en manos de especialistas. Los propios médicos de cabecera ignoran los resultados que les apoyan y carecen de organización y autoestima para reivindicar el aborto a domicilio. Las mujeres han "aprendido" que las cuestiones ginecológicas son del ginecólogo y atribuirían al deseo del ahorro en costes cualquier otra alternativa. Por todo ello, el aborto seguirá siendo hospitalario y en general contará con la "objeción de conciencia", lo que llevará su práctica farmacológica y quirúrgica a las clínicas privadas, interesadas en el negocio.

¿Cómo cambiar la situación?

La práctica clínica es costosa de cambiar, pues cuentan tanto las rutinas como los intereses. No obstante, el cambio es posible. Con este convencimiento se puede lograr introducir el aborto farmacológico como otro servicio más en Atención Primaria, y reservar el nivel especializado para los escasos casos que lo requieran.

El ejemplo internacional puede servir de señuelo; en el caso del aborto voluntario farmacológico en Atención Primaria podría servir el ejemplo de Portugal, en donde algunos médicos generales ofrecen el servicio en el centro de salud. A no olvidar que en Portugal el médico general implanta DIU en la consulta, como parte de su oferta de servicios, lo que da credibilidad y seguridad al introducir un nuevo servicio del ámbito de la Ginecología. Por ello se podría empezar en España con los escasos centros de salud en que los médicos también implantan DIU, como en Granada. Los ejemplos son importantes y se cuenta también con la experiencia en Méjico y otros muchos países.

El conocimiento es el recurso más escaso. En este caso se debería hacer llegar al médico de cabecera una síntesis práctica sobre el aborto farmacológico en Atención Primaria. En resumen, para el aborto en casa, en las primeras 9 semanas, apenas se necesita una historia clínica bien hecha y una exploración médica mínima. Puede ser conveniente la ecografía, pero no es necesaria.

Por supuesto, los medicamentos a utilizar tienen sus inconvenientes y existen contraindicaciones (por ejemplo, embarazo con DIU). Pero en general el médico de cabecera puede utilizar medicamentos baratos y seguros, cómodos de administrar y fáciles de conservar. Con ello el aborto voluntario pasa a ser una cuestión "doméstica", algo que concierne básicamente a la mujer sin más. Se evita el trauma de la visita a la clínica especializada, el quirófano y toda su tecnología agresiva. Por ejemplo, se logra el aborto en el 95% de los casos (con algo más de sangrado y dolor que una regla normal) tras tres dosis vaginales de 0,8 mg de misoprostol (cada 8 o cada 24 horas). La tasa llega al 98% con 200 mg de mifepristona (RU486) por vía oral, más misoprostol a las 48 horas (0,4 mg por vía oral o 0,8 mg por vía vaginal). Esta es la pauta en Portugal. Se provoca el aborto en el 98% de los casos combinando 50 mg de metrotexato por vía oral con 0,8 mg de misoprostol por vía vaginal.

En el cambio hacia la racionalidad, lo lógico es la alianza de los médicos generales con las matronas. Ambos profesionales tienen un amplio campo en todo lo que se refiere a Ginecología/Tocología de Atención Primaria, y conviene la suma de esfuerzos e intereses en el mejor servicio al paciente. Se pueden sumar las feministas inteligentes, por ejemplo del grupo del CAPS de Barcelona, o la revista *Mujer y Salud*. En todos estos casos, si se busca impacto en la población, nada como la síntesis de intenciones, tipo "aborto voluntario en casa". Conviene un lema de este estilo, que facilite el impacto de la iniciativa y sume interesados sin provocar mayores resistencias. La cuestión convendría plantearla, además, como "libertad de elección" de método abortivo, pues tal opción sería la lógica.

En el caso planteado se hace evidente la necesidad de contar con algún "agente de salud" no profesional en la comunidad, que pueda ayudar a la paciente a manejarse en el laberinto administrativo del sistema sanitario. Este agente llega a ser clave cuando hay problemas de lenguaje, como con los inmigrantes, y en todo caso podría ser un escalón imprescindible en asuntos como el aborto y la contracepción.

Como argumento político conviene reconocer el uso popular de estos medicamentos. En España pasa un poco como en Uruguay y otros países, y existe un mercado negro de medicamentos abortivos, básicamente misoprostol, de forma que no es raro el atender en urgencias a mujeres con abortos incompletos tras su uso. Identificar esta cuestión, transformarla en datos cuantificables y analizar sus consecuencias podría ayudar a mover conciencias políticas. Hay que transformar la realidad que introduce un "quién" sin conocimientos, que busca el negocio en negro, y un "cuándo" y "dónde" sin más control que la angustia de la mujer en su soledad. En Uruguay lo han logrado, y el misoprostol es de uso habitual en el sistema sanitario, consentido y promovido por las autoridades, y sin legislación que apruebe el aborto voluntario, han eliminado totalmente las muertes por abortos ilegales.

Por último, las cuestiones de coste son también importantes. La prestación farmacológica es más barata a domicilio y por el médico de cabecera para la paciente, el sistema sanitario y la sociedad. Pero no hay muchos estudios al respecto, y el debate llega incluso a países como Canadá[11].

En todo caso, convendría transformar la práctica clínica e incluir el aborto con medicamentos entre las prestaciones que ofrece el médico de cabecera.

La insuficiencia cardíaca

El caso

Acude a consulta la hija de un paciente recluido en su domicilio, para informar al médico de que su padre no va bien. Se trata de un anciano de 82 años, antiguo tornero y hombre culto, con isquemia coronaria, insuficiencia cardíaca, enfermedad de Parkinson, diabetes y prostatismo. Le mantiene recluido en casa la limitación física que imponen los temblores y la rigidez de la enfermedad de Parkinson, y la disnea a pequeños esfuerzos de la insuficiencia cardíaca. Esta es la expresión final de un antiguo infarto de miocardio masivo. El paciente es viudo ya hace 10 años, y vive con su hija (soltera y jubilada anticipadamente por cierre de la empresa). La evolución del caso es lenta por el enorme compromiso de la hija, que se encarga de que el padre cumpla con el tratamiento (10 medicamentos distintos), tenga una alimentación apropiada y mantenga la higiene. La diabetes tiene ya casi 30 años de evolución, y el infarto 20; la enfermedad de Parkinson es también antigua, pero se ha mantenido estable; el prostatismo es reciente e incomoda sobre todo por la nicturia. El paciente ha requerido ingreso hospitalario sólo en una ocasión, hace un año, por descompensación cardíaca. Tras el ingreso fue seleccionado por la Unidad de Insuficiencia Cardíaca para seguimiento desde el hospital. La hija lo rechazó por su buena relación con el médico de cabecera y con la enfermera. Ambos se han turnado en los últimos años para visitar al paciente al menos una vez al mes, y siempre que hubo necesidad; tanto el paciente como la hija se han sentido atendidos; incluso tenían el teléfono privado del médico para poder consultar en caso de urgencia. Con el concurso de traslado los dos profesionales han cambiado de centro de salud (eran interinos) y las cosas son muy distintas con los nuevos, que tienen plaza en propiedad. Ante la consulta del día de los hechos, el médico convence a la hija para que se ponga de nuevo en contacto con la Unidad de Insuficiencia Cardíaca. Así lo hace, y el paciente es ingresado de nuevo tras exponer telefónicamente la situación del caso a la enfermera hospitalaria. Permanece un mes en el hospital y muere a los dos días del alta, en casa, por la noche, mientras está pendiente de la primera visita de la Unidad de Cuidados Paliativos al día siguiente. La hija mantenía contacto telefónico en horario laboral con la enfermera de la Unidad de Insuficiencia Cardíaca. La hija anula la visita de paliativos y da aviso al centro de salud, para el certificado de defunción; acude el médico de turno ese día (para los domicilios). La hija recibe con desagrado al profesional desconocido y delante de los demás familiares y vecinos manifiesta en voz baja, con rencor y dolor:

"¡Ay, si hubiera estado don Ricardo!". El médico certifica la muerte según los datos del informe hospitalario y de la historia clínica (que había leído antes de salir al domicilio) y no entiende nada, pues es suplente por un día y desconoce quién fuera "don Ricardo".

La categoría

Visión general

La insuficiencia cardíaca es un síndrome expresión del fallo del corazón, sometido a factores estresantes tipo hipertensión e isquemia coronaria. El corazón no es más que un músculo muy especial, una bomba capaz de mantener una actividad rítmica constante a lo largo de décadas, y su agotamiento lleva a la incapacidad para cumplir su función. Su función de bomba distribuye la sangre por todo el organismo y permite la oxigenación, la homeostasis y la distribución de hormonas, nutrientes y productos del catabolismo. En la insuficiencia cardíaca el corazón falla y los síntomas dependen especialmente de la acumulación de sangre que no se moviliza adecuadamente ("antes" de la bomba), pero también del escaso volumen de sangre que logra movilizar ("después" de la bomba). La insuficiencia cardíaca es una enfermedad grave, de lenta evolución, cuya solución final sería el trasplante cardíaco, intervención radical que requiere un cierto estado de salud general. La insuficiencia cardíaca es una enfermedad invalidante por la disnea, que llega a ser de pequeños esfuerzos hasta impedir que el paciente dé más de dos pasos e incluso levantarse.

Con el mejor tratamiento del infarto de miocardio y de la hipertensión ha aumentado la incidencia de la insuficiencia cardíaca. Es decir, los pacientes sobreviven ahora más frecuentemente y por más tiempo al infarto de miocardio y a la hipertensión, por las mejoras en su tratamiento (uso de diuréticos en la hipertensión y tras el infarto abandono del tabaco, empleo de estatinas y de ácido acetil salicílico, etc.). Sin embargo, no se "curan" el infarto de miocardio, la hipertensión, ni el deterioro progresivo de la circulación coronaria, de forma que con el paso de los años se debilitan las fibras musculares cardíacas y se desarrolla la insuficiencia cardíaca.

Además, ha aumentado la prevalencia de la insuficiencia cardíaca, pues es un cuadro de evolución lenta que responde bien a medidas de higiene y alimentación (control de la ingesta de sal, dieta variada, control de la obesidad y demás) y a la medicación (IECA, diuréticos, betabloqueantes, etc.). En muchos casos la situación se complica por las condiciones de vida, ya que afecta más a los ancianos, y en su seguimiento se requiere una participación activa para tomar medidas como aumento de los diuréticos ante incrementos de los edemas y del peso. En el seguimiento es clave el fácil acceso del paciente y familiares a un profesional de confianza, para resolver dudas e incidencias, y la visita a domicilio cuando aparece la incapacidad que recluye al paciente. También es fundamental la cooperación en todos los aspectos del tratamiento de la familia con los profesionales sanitarios, básicamente el médico general, la enfermera y la trabajadora social[12,13].

La insuficiencia cardíaca se descompensa con relativa frecuencia y obliga al ingreso hospitalario urgente para su tratamiento intensivo. Estos ingresos son costosos para el paciente y sus familiares y para el sistema sanitario. En muchos casos la descompensación acaba en muerte del paciente.

La insuficiencia cardíaca ha llamado siempre la atención, por el progresivo incremento de su incidencia y de su prevalencia. También por el impacto en el uso de recursos, tanto hospitalarios como en Atención Primaria, y por su gravedad y mortalidad. Además, con frecuencia se demuestra que muchos ingresos por descompensaciones hubieran sido evitables con un mejor seguimiento. Es un síndrome en el que la prestación de servicios apropiados conlleva cambios espectaculares en morbilidad y mortalidad.

Hace años, y todavía en muchos casos, los pacientes con insuficiencia cardíaca eran pacientes sin ningún *glamour*, sin atractivo alguno para los profesionales sanitarios. Solían ser ancianos pobres (como resultado de la mayor incidencia del infarto de miocardio entre los miembros de la clase baja), pacientes crónicos "de toda la vida", con complicaciones variadas "desagradecidas", en que las intervenciones eran de rutina y donde la cooperación familiar era muy necesaria, pero también la necesidad del compromiso del profesional en el seguimiento.

Como expresión del rechazo profesional los pacientes con insuficiencia cardíaca se suelen agrupar en el hospital con otros pacientes crónicos poco atractivos, con EPOC terminal, insuficiencia hepática de mala evolución y demás. Lo habitual es que acaben ingresados en Medicina Interna, con los demás pacientes que rechazan los distintos servicios. En algún caso existe incluso una sección/pabellón especial para estos pacientes, al objeto de que su ingreso sea de "cuidados mínimos". Lo mismo sucede en la comunidad, donde los pacientes con insuficiencia cardíaca están con frecuencia "abandonados" y mal tratados, pues requieren avisos a domicilio tanto urgentes como programados, tienen familias pobres e incultas y viven en casas y entornos pobres. Además, el compromiso de seguimiento exige fácil contacto y flexibilidad en la atención, lo que va contra el trabajo "a piñón fijo" (buena expresión de este mal trabajo es la rotación para atender a los avisos a domicilio). Por consecuencia del mal seguimiento, los pacientes con insuficiencia cardíaca utilizan las urgencias más de lo debido, reingresan frecuentemente y mueren prematuramente.

Del qué al quién, cuándo y dónde de una tacada

Respecto a la insuficiencia cardíaca la situación ha cambiado con la innovación diagnóstica y terapéutica, tanto quirúrgica como farmacológica (desde el empleo del péptido natriurético al trasplante cardíaco, pasando por la utilización de nuevos betabloqueantes). Los cardiólogos han visto el brillo de la técnica y un nicho de desarrollo e influencia, el nicho abandonado por los médicos generales y enfermeras de Primaria.

Son múltiples los ensayos clínicos que demuestran el impacto positivo de nuevas formas de prestación de servicio, en torno a las Unidades de Insuficiencia Cardíaca. Estas son metástasis de Cardiología, y básicamente dependen de enfermeras entrenadas específicamente que establecen una intensa cooperación con el paciente y la familia para transmitir conocimiento sobre el tratamiento y ayudar en el seguimiento. Además de mantener y promover un fluido contacto (básicamente, acceso telefónico a la enfermera de referencia), se capacita al paciente y la familia para modificar el tratamiento según la situación, como aumento del peso por retención de líquidos y demás[14].

Lamentablemente, los ensayos clínicos sobre la mejora en la atención y seguimiento de los pacientes con insuficiencia cardíaca ni siquiera consideran la participación del médico general, ni de la enfermera de Atención Primaria, ni de la trabajadora social. En estos ensayos clínicos se demuestra frecuentemente el menor uso del reingreso y de las urgencias (y a veces menor mortalidad) con el seguimiento desde el hospital, desde la Unidad de Insuficiencia Cardíaca. Es decir, se mejora la atención exclusivamente mediante la atención hospitalaria que lleva la continuidad al domicilio, pero no se promueve la mejora de la atención en Primaria, sino que se sustituye sin más. El paciente obtiene un cuidado excelente en esa enfermedad concreta, y los demás problemas de salud (suelen ser enfermos con múltiples problemas de salud, como el del caso concreto analizado) se dejan en manos del médico general, o se derivan a los distintos especialistas hospitalarios. Frecuentemente, es inexistente la cooperación de la Unidad de Insuficiencia Cardíaca con los profesionales de Atención Primaria.

El súbito interés de los cardiólogos, con sus métodos diagnósticos y terapéuticos, ha llevado a una redefinición del síndrome. La insuficiencia cardíaca ya no es solo el síndrome que provoca síntomas, sino situaciones "presindrómicas" que implican un mayor riesgo de desarrollar el problema. El "qué" ha cambiado, de forma que en su nivel más bajo se considera insuficiencia cardíaca de grado A la simple coexistencia de hipertensión y obesidad, por ejemplo[15]. Como en el caso comentado del cáncer de cuello uterino, se incrementa la intensidad de atención mediante más intervenciones, más precoces, más potentes y sobre más pacientes. En último término se hace bien lo que no se debería hacer en ningún caso.

El nuevo "qué" conlleva en su graduación un traslado de responsabilidades y cuidados del médico general al cardiólogo, y de la Atención Primaria a la hospitalaria. El especialista en Cardiología no actúa como consultor del especialista en Medicina de Familia, sino que lo sustituye. La enfermera de la Unidad de Insuficiencia Cardíaca no actúa de asesora de la enfermera y de la trabajadora social de Primaria, sino que las sustituye. Por supuesto, todo ello referido en exclusiva al síndrome que definimos, al problema de la insuficiencia cardíaca, como si el paciente no tuviera habitualmente varios problemas de salud y/o sociales (que pueden complicar la situación hasta el extremo, por ejemplo si el anciano del caso no hubiera contado con la hija en casa).

La definición arbitraria del "qué" conlleva la definición del "quién" (da relevancia implícita a los profesionales de las Unidades de Insuficiencia Cardíaca), pero también del "cuándo" y del "dónde". De la definición se deducen los grados de intervención (los "cuándo") y las intervenciones pasan a estar centradas en el hospital (el "dónde") y en las enfermeras hospitalarias que prestan básicamente servicios telefónicos. La Atención Primaria deja de ser el eje y puerta de entrada y se convierte en suplementaria y puerta de salida de la atención hospitalaria.

En contra de la mejor opción

La nueva definición de insuficiencia cardíaca, con sus categorías artificiales, es un acuerdo basado en la opinión de expertos que aumenta la prevalencia del síndrome, convierte a sanos en enfermos (al menos les obliga a adoptar el papel de enfermos, de citas y "recitas", de aplicación de métodos diagnósticos y terapéuticos) e incrementa la importancia de los cuidados hospitalarios especializados. Nunca se ha demostrado que la intervención precoz conlleve mejores resultados.

En este caso, por contraste con el aborto voluntario, los políticos no tienen nada que decir, pues se trata de un acuerdo entre profesionales (cardiólogos expertos, con claro conflicto de intereses en la "ampliación del negocio"). La sociedad tampoco opina, sino que se enfrenta a hechos consumados y los acepta en el supuesto de que la actuación de los médicos se produce "por el bien del paciente" y de que la prevención produce siempre más beneficios que daños.

Los médicos generales son invitados de piedra a unas definiciones que en último término contarían con su aprobación, como se demuestra muchas veces en otros campos y problemas a través de la participación de "grupos" de especial interés de las sociedad profesionales. Estos grupos de médicos generales/de familia, que pertenecen a una determinada sociedad científica, se terminan convirtiendo frecuentemente en correas de transmisión de las innovaciones que proponen los especialistas. Así, los grupos de "hipertensión", de "riesgo cardiovascular", de "insuficiencia cardíaca", de "EPOC", de "osteoporosis" y demás. Son grupos que responden básicamente a los intereses industriales, que los financian y utilizan. A su través se difunden los mensajes de los expertos especialistas, que llevan el sesgo de interpretación que conviene, oportunamente aderezada con los "polvos" de la Medicina Basada en Pruebas (en la Evidencia, dicen). La intoxicación se logra con una mezcla adecuada de siglas de los distintos ensayos clínicos que justifican lo blanco y lo negro, y toda una gama de grises, según convenga.

La pertenencia a tales grupos da acceso a un conocimiento "reservado" e "innovador" y al contacto con los gurús y popes del campo a que se refieren, además de viajes, cursos y otras regalías adicionales a la conversión en pequeño experto que "está al día". Con todo ello, en el caso concreto de la insuficiencia cardíaca, los miembros de los grupos se convierten en propagadores de la nueva definición y de las "buenas nuevas" acerca de sus beneficios. Sin darse cuenta, con/sin malicia sanitaria, los grupos de expertos de las sociedades científicas de médicos de Primaria contribuyen muchas veces a difundir un conocimiento basado en el interés de los definidores, no de la población, de los pacientes, ni de la sociedad. Todo sucede en las "cocinas" de altura y se impone por la vía de los hechos.

Hechos que además se apoyan en la investigación que reiteradamente demuestra los mejores resultados en ensayos clínicos de la atención desde las Unidades de Insuficiencia Cardíaca. En estos ensayos clínicos solo se considera la alternativa del cuidado habitual; en cierta forma ni entra en la cabeza la posibilidad de una mejora de dicha atención habitual, del mejor seguimiento por su médico de cabecera. La Atención Primaria desaparece de raíz, y a nadie asombra.

En el caso de la insuficiencia cardíaca la aparición de las Unidades de Insuficiencia Cardíaca deja sin resolver los problemas profundos de la Atención Primaria. Además, con su trabajo "vacían" de contenido el trabajo del médico general, confirman que hay "enfermos y situaciones solo para los especialistas", y contribuyen a ahondar los problemas (pues sin resolverlos se palían con medidas suplementarias).

Los hechos demuestran que la atención a la insuficiencia cardíaca es manifiestamente mejorable (por decirlo suavemente) desde la Atención Primaria. Especialmente, tienen impacto negativo la cultura de rechazo al aviso a domicilio y la falta de flexibilidad de los profesionales de Atención Primaria. En una organización de provisión pública con profesionales asalariados todo se quiere reglado y en la consulta, tipo "5 pacientes a la hora y máximo una visita a domicilio al día; en ningún caso más de dos visitas a domicilio". Si no se consigue, al menos se organiza la atención en turnos para urgencias y domicilios a demanda, y se crean listas de espera para ver al propio médico a base de fijar rígidas agendas (con ello los médicos de familia atienden básicamente a pacientes crónicos estabilizados y buenos cumplidores de citas y recitas).

Las necesidades de los pacientes con insuficiencia cardíaca (y similares) no siempre se pueden "reglar", y ante la falta de flexibilidad de la Atención Primaria al paciente y a sus familiares sólo les queda el recurso a las urgencias y al hospital; y en último término se impone la muerte antes de tiempo. El desarrollo de las Unidades de Insuficiencia Cardíaca se convierte *de facto* en la única solución.

¿Cómo cambiar la situación?

Probablemente, la defectuosa organización y la actitud de los profesionales de Atención Primaria conllevan el mal resultado en salud de los pacientes con insuficiencia cardíaca. La solución a largo plazo no puede ser el desarrollo de una alternativa que evite dichos problemas sin resolverlos. Lo lógico es emplear lo obvio, el enfrentarse directamente a los problemas de fondo, el coger el toro por los cuernos, en japonés *genchi genbutsu*.

El fracaso evidente y duro en sufrimiento, morbilidad y muertes prematuras y sanitariamente evitables no se debería resolver con la solución fácil de dar respuesta desde otro dispositivo, en otros momentos y con otros profesionales (cambiando, pues, el "quién", "cuándo" y "dónde", a partir de ensayos clínicos que responden a preguntas sesgadas y que justifican otra definición del "qué"). La mejor opción sería re-definir el "qué", el "quién", el "cuándo" y el "dónde" de forma que la Primaria recuperara sus obligaciones y funciones y contara con los especialistas como asesores[12,13].

Definir el "qué" es clave en este caso y en general. El poder de los médicos se ha multiplicado con la aparición del concepto "factor de riesgo", que en la práctica lleva a una prevención sin límites y a la medicalización de la sociedad. En el ejemplo la insuficiencia cardíaca era un síndrome que se caracterizaba por la disnea, por un síntoma clave. En la nueva definición hay dos niveles (de 4) sin síntomas, de puro aumento de la asociación estadística, de incremento del riesgo sin que se trate propiamente de sufrimiento, de inconvenientes para el desarrollo de la vida habitual. La nueva definición facilita la intervención temprana con la justificación clásica del "más vale prevenir que curar" (que se debería corregir para decir "más vale prevenir cuando hace menos daño prevenir que curar"). El "qué" cambia el "cuándo", y también el "quién", pues exige la participación del cardiólogo en el diagnóstico tecnológico (con utilización imperativa de la cardio-ecografía, por ejemplo).

Para cambiar la situación es fundamental el fomento de investigación en la que se utilice de grupo control la mejor alternativa en Atención Primaria, no la simple atención de rutina. Además, es clave determinar las condiciones de selección de los pacientes, pues en muchos casos se excluyen a los que no cuentan con formación y/o con familiares cuidadores capacitados, justo los que más necesitan los cuidados. Aunque no hay datos publicados, ese sesgo de selección es frecuente en la práctica, aunque solo sea por la organización de las Unidades de Insuficiencia Cardíaca, que requieren de la presencia en el domicilio de un paciente y/o cuidador al que se pueda formar y con el que se pueda mantener un contacto fluido. Los resultados favorables a las Unidades de Insuficiencia Cardíaca se suelen presentar como innegables e insuperables, sin señalar el sesgo de la selección del grupo control, ni de los participantes.

En todo caso, el síndrome de insuficiencia cardíaca se suele dar en pacientes complejos y ancianos, en los que una Atención Primaria potente puede ayudar más que la suma de los cuidados de múltiples servicios potentes.

Los políticos y gerentes deberían cooperar con los profesionales individuales y agrupados en sociedades científicas para re-plantear las oportunidades de mejora de la atención a domicilio, y su beneficioso impacto en la salud. Cabe el establecimiento de planes e incentivos que ayuden a cambiar la actitud y mejorar la formación, al tiempo que se modifica la organización de los servicios de Primaria. Como en el caso del aborto, los ejemplos son importantes, por más que haya que buscarlos incluso en Nueva Zelanda[16]. Desde luego, nada tendría más impacto que los resultados favorables en uso de urgencias, re-ingresos y muertes de un proyecto piloto español de mejora de la atención en Primaria.

En este campo de la insuficiencia cardíaca se pueden encontrar aliados para un cambio lógico en los profesionales preocupados por la medicalización de la sociedad (el *disease mongering* y otros problemas similares). Para ello es imprescindible la difusión del impacto de la nueva definición (que también se emplea como táctica general; por ejemplo, en la incontinencia urinaria de "pérdida involuntaria de orina que incomoda" a "pérdida involuntaria de orina", cambio sutil con impacto tremendo en la incidencia y prevalencia de dicho problema).

En el fondo, de lo que se trata es de exigir el cumplimiento aceptado por el médico general y la enfermera de Primaria de un compromiso con los pacientes para ofrecer "máxima calidad, mínima cantidad, con la tecnología apropiada, en el momento conveniente y tan cerca del paciente como sea posible"[17]. Resulta similar a la simple receta de Toyota para explicar su triunfo sobre la industria estadounidense: "ofrecer el coche adecuado, en el lugar debido y en el momento oportuno".

El compromiso con el paciente con insuficiencia cardíaca exige la prestación de un seguimiento de calidad, pero también de flexibilidad para estar disponibles en caso de complicaciones inesperadas. Es posible lograrlo en la práctica diaria, pero requiere una organización y una actitud de servicio que no sobreabunda. El "producto sanitario" que mejora las expectativas de vida y muerte del paciente con insuficiencia cardíaca no tiene ningún misterio, salvo calidad y compromiso. Dicho producto debería ofrecerse directamente por el médico de familia y la enfermera de Primaria, pues es más barato, más humano y tiene mayor fundamento científico al integrarse en un conjunto de servicios al paciente crónico con múltiples problemas de salud (que incluye prestar también atención al cuidador y a otros miembros del núcleo familiar).

Comentario final

Los pacientes viven en un entorno sociocultural determinado, al igual que sus médicos y los otros profesionales sanitarios, gestores y políticos incluidos. El sistema sanitario es parte de ese entorno sociocultural que resulta determinante en la "actividad" de todos ellos. Por eso, son muy cambiantes las definiciones que se refieren al "producto sanitario", del mismo modo que cambian de continuo las condiciones sociales, científico-técnicas, culturales, económicas y políticas. Por ejemplo, en Suecia los DIU los ponen las enfermeras de Primaria, en Portugal los médicos generales y en España los ginecólogos en los hospitales públicos/consultas privadas, y esta variabilidad sólo sugiere que "poner DIU" es un servicio que podría prestar la enfermera de Primaria en todos los países desarrollados. La decisión final acerca de esta cuestión no depende sólo de establecer un criterio lógico tipo "máxima calidad, mínima cantidad, con tecnología apropiada, en el momento conveniente y tan cerca del paciente como sea posible" que llevaría sin duda los DIU a la Primaria y a la Enfermería. La decisión es evidentemente mucho más compleja.

En la definición de la "prestación de servicios" (el qué, quién, cuándo y dónde) hay cuestiones científicas, pero a la falta de datos y experiencias se suman múltiples intereses, desde los intereses creados y mantenidos a los del mercado, a las expectativas de la población, de los profesionales y de los políticos. No es fácil decidir, como hemos analizado respecto a los dos casos estudiados.

Se puede deducir, sin duda, que existen resistencias para trasladar los servicios allí donde sean más convenientes y para que preste la atención el profesional de menor nivel que lo pueda hacer con calidad y seguridad. Esperamos haber logrado que el lector se interese por esas 4 contraseñas (qué, quién, cuándo y dónde) que deberían abrirnos las puertas que permiten cuestionar la "atribución" de servicios escogidos a determinados profesionales, instituciones, momentos y lugares.

Como ejemplo de la complejidad del sistema sanitario, y de sus reacciones imprevisibles, podemos considerar los cambios en las 4 contraseñas provocados por nuevas formas de pago en Atención Primaria, sobre todo en el seguimiento de pacientes diabéticos, tipo "por rendimiento" (*pay for perfomance*, en el Reino Unido y *bundled payments*, en los Países Bajos). Así, al redefinir el "qué" se ha centrado la atención en los aspectos "pagables y reconocibles", con disminución de la calidad en otras áreas, incluso de la misma enfermedad y persona. Ha cambiado el "quién", a través de la contratación de médicos asalariados por los médicos generales titulares (que tienen contrato por capitación y son profesionales independientes), y contratación de enfermeras con el objetivo de "cumplir el registro de las normas" (se pasa del círculo virtuoso de registrar para mejorar al círculo vicioso de registrar para cobrar). Cambia el "cuándo", pues lo primordial es cumplir las normas cuanto antes, para asegurarse el pago. Además, se ha redistribuido la atención, con mayor actividad en la primaria ("dónde"). Es difícil tomar una decisión final acerca de tales cambios y sus consecuencias, pero al menos conviene la precaución y la prudencia, la prevención cuaternaria y el análisis de la innovación según las 4 contraseñas[18-20].

Por último, en la comparación entre resultados en salud según la prestación de servicios por médicos especialistas y por médicos generales, es central tener en cuenta que la suma de los cuidados de los especialistas suele producir peores resultados que la simple atención por los generalistas. No se trata de comparar la prestación servicio a servicio, sino que también hay que valorar el conjunto del impacto de las distintas alternativas. Al final lo que cuenta es el cumplimiento de los objetivos del sistema sanitario, la prolongación de la vida, la evitación de sufrimiento y la ayuda a morir con dignidad (sin añadir daños innecesarios).

Los pacientes son complejos, en su propio ser y en su enfermar, y las respuestas especializadas resultan demasiado simples y demasiado potentes para sumarse sin más; a la población le conviene una Atención Primaria fuerte con capacidad de coordinar la atención, tanto de actividades preventivas como de actividades curativas[21,22]. Esta Atención Primaria fuerte produce más salud que la simple adición de más Atención Especializada.

BIBLIOGRAFÍA

1. Murray CJ, Frenk J. A framework for assessing the performance of health systems. Bull WHO. 2000;78:717-22.
2. Gérvas J. Atención primaria, de la teoría a la práctica. Cad Saúde Pública (Río de Janeiro). 2008;24 Supl 1:24-6.
3. Ganz DA, Wenger NS, Roth CP, Kamberg CJ, Chang JT, MacLean CH, et al. The effect of a quality improvement initiative on the quality of other aspects of health care. The law of unintended consequences? Med Care. 2007;45:8-18.
4. Gérvas J. Moderación en la actividad médica preventiva y curativa. Cuatro ejemplos de necesidad de prevención cuaternaria en España. Gac Sanit. 2006;20 (Supl 1):127-34.
5. Gérvas J. La incierta prevención del cáncer de cuello de útero con la vacuna contra el virus del papiloma humano. Rev Port Clín Geral. 2007;23:547-55.
6. Pell JP, Pell ACH, Norrie J, Ford I, Cobbe SM. Effect of socioeconomic deprivation on waiting time for cardiac surgery: retrospective cohort study. BMJ. 2000;320:15-9.
7. Reilly BM, Evans AT. Translating clinical research into clinical practice. Impact of using prediction rules to make diagnosis. Ann Intern Med. 2006;144:201-9.
8. Comisión Bioética SEGO. Declaración de la Comisión de Bioética de la SEGO sobre la Ley Orgánica 2/2010 de Salud Sexual y Reproductiva y de la Interrupción Voluntaria del Embarazo. Madrid: SEGO; 2010.
9. Conferencia Internacional de Consenso sobre Aborto No Quirúrgico al comienzo del Primer Trimestre. Preguntas clínicas frecuentes acerca del aborto terapéutico. Ginebra: WHO; 2008.
10. Gérvas J, Pérez Fernández M. ¿Cuál es el límite en la prestación de servicios cercanos al paciente? El límite lo marca la tensión entre el síndrome del barquero y el síndrome del gato. Med Clín. 2005;124:778-81.
11. Erdman JN, Grenon A, Harrison L. Medication abortion in Canada: a right-to-health perspective. Am J Public Health. 2008;98:1764-9.
12. Gérvas J. Seminario de Innovación 2005. Sustitución de la primaria por la especializada. Algunas cuestiones en torno al seguimiento de los pacientes con insuficiencia cardiaca. Semergen. 2006;32:125-31.
13. Gérvas J. Seminario Innovación 2005. Potenciar la atención primaria para mejorar el seguimiento de la insuficiencia cardiaca en los países desarrollados. Aten Primaria. 2006;37:457-9.
14. Finlay A, Simon S, Stefania F, McMurray JJJV. Multidisciplinary strategies for the management of heart failure patients at high risk for admission: a systematic review of randomized trials. J Am Coll Cardiol. 2004;44:810-9.
15. 2009 Focused Update Incorporated Into the ACC/AHA 2005 Guidelines for the Diagnosis and Management of Heart Failure in Adults: A report of the American College of Cardiology Foundation/American Heart Association Task Force on Practice Guidelines: Developed in Collaboration with the International Society for Heart and Lung Transplantation. Circulation. 2009;119:e391-e479.
16. Holland R, Battersby J, Harvey I, Lanaghan E, Smith J, Hay L. Systematic review fo multidisciplinary interventions in hearth failure. Heart. 2005;2005:91(Supp II):24-7.
17. Gérvas J. Gestión y clínica, algo más que gestión clínica. Gac Sanit Bilbao. 2005;102:67-9.
18. Campbell SM, Reeves D, Kontopantelis E, Sibbald B, Roland M. Effects of pay for performance on the quality of primary care in England. N Engl J Med. 2009;361:368-78.
19. Struijs JN, Baan CA. Integrating care through bundled payments. Lessons from the Netherlands. N Engl J Med. 2011;364:990-1.
20. Pogach L, Aron D. Sudden acceleration of diabetes care quality measures. JAMA. 2011;305:709-10.
21. Starfield B. Primary care and equity in health: the importance to effectiveness and equity of responsiveness to peoples' needs. Humanity Society. 2009;33:56-73.
22. Gervas J, Starfield B. Heath I. Is clinical prevention better than cure? Lancet. 2008;372:1997-9.

Innovación en Atención Primaria. Vías de avance de fácil y necesaria implementación

Francisco Hernansanz Iglesias

Introducción

Hace ya 6 años que Ricard Meneu, Vicente Ortún y Fernando Rodríguez Artalejo, junto a otros 9 colaboradores, unieron esfuerzos para editar un espléndido libro íntegramente dedicado a las innovaciones en gestión clínica y sanitaria. Tras una introducción a la innovación en general y a la innovación en salud en particular, su tipología, difusión, efectos secundarios, contribución al crecimiento, costes y resultados en salud atribuibles al cambio tecnológico, nos comentan 9 ejemplos elegidos de entre 40 innovaciones consultadas a los lectores de Gestión Clínica y Sanitaria. Podríamos repetir la jugada con otras tantas innovaciones, pero segundas partes nunca fueron buenas. Hemos preferido tratar acciones macro, meso y micro íntimamente ligadas al ejercicio del médico de cabecera que implican más y mejor inteligencia sanitaria. Un Sistema Nacional de Salud como el nuestro, universal, gratuito en la prestación, de alta calidad e innovador en medicamentos es compatible, por ejemplo, con mayor mortalidad evitable en usuarios de clases más bajas. Las "ómicas" que se prevé mejoren la forma de detectar, prevenir, modificar y tratar las enfermedades, las tecnologías de la información y comunicación (TIC) que mejoran la forma en la que los pacientes acceden a la información de la salud, y el seguimiento de estos de forma no presencial por parte de los proveedores también son compatibles con lo que se ha dado en llamar "la brecha 90/10". Mucho falta por recorrer en materia de investigación e innovación para mejorar el acceso a la salud de aquellos más afectados por las desigualdades en salud.

Dada la dependencia del contexto económico de los sistemas sanitarios financiados con fondos públicos, se impone la necesidad de innovar sobre todo en aquellos países donde más afecta la crisis, y consecuentemente se prevé una caída tanto en calidad como en cantidad de servicios sanitarios financiados públicamente. Y como el juego de suma cero (menos especializada redunda en más primaria) no parece tener lugar en la sanidad de este país, resulta más que probable que la innovación se convierta en improvisación. De cualquier modo, sirvan estas páginas para poner un poco de racionalidad en la secuencia

- La transferencia de conocimientos es crucial para implementar, mantener o desterrar una innovación. Dejar de hacer lo que no hay que hacer y viceversa se antojan claves.

- La innovación en sanidad tiene la particularidad de ser excesivamente rápida en la secuencia innovación-difusión-acción. Innumerables ejemplos nos alertan de los resultados no deseados de esta vertiginosa cadena.

- En la era de la tecnología, los mejor posicionados para practicar una Medicina de bajo coste son los médicos de cabecera. La inteligencia sanitaria es decisiva para lograr este fin.

- Alinear objetivos de salud e innovación, uno de los grandes desafíos de los sistemas sanitarios. Desinversión para lo ineficaz, también.

- El virtuosismo está igualmente en saber adaptar y aplicar con éxito la innovación foránea.

innovación-difusión-acción y de cómo ofrecer o intentar ofrecer más calidad y efectividad con lo mismo, o menos.

Innovación en sanidad. No es oro todo lo que reluce

En la práctica clínica implementar, mantener o desterrar una innovación suele ser un problema de transferencia de conocimientos. El que la brecha (abismo para algunos) entre eficacia y efectividad se estreche o se mantenga dependerá de este componente traslacional[1].

Llama la atención la tardía aplicación de innovaciones de efectividad demostrada, con aplicación desigual y subóptima (antiagregantes, estatinas, betabloqueantes en prevención secundaria de la cardiopatía isquémica) y la rápida asimilación y puesta en práctica de otras con excesiva generalización, a pesar de su poca evidencia, nulo valor terapéutico y gran coste para las arcas públicas (SYSADOAS para artrosis con dudosa eficacia en el control sintomático y nula efectividad condroprotectora) o de la posible existencia de daños (bifosfonatos durante más de 5 años e incremento del riesgo de aparición de fracturas atípicas femorales, inhibidores de 5-alfa-reductasa y mayor riesgo de cáncer prostático grave, retirada de algunas glitazonas por efectos secundarios cardiovasculares que superan a los posibles beneficios del control glucémico). En ocasiones, la innovación no solo ha sido el producto a vender, sino también la forma de introducirlo en la práctica clínica: financiación por la industria de enfermeras especializadas en diabetes para formar a los equipos de Atención Primaria en los análogos de insulina[2], que el *National Institute for Health and Clinical Excellence* (NICE) ha excluido de sus guías para volver a reclamar el uso de la insulina humana como mejor opción terapéutica.

En otras ocasiones el detonante para paralizar la innovación ha sido un fallo judicial[3], curiosamente de efecto mucho más mediático que la publicación de la variabilidad en la práctica médica (VPM) en prensa y revistas del sector. Por cierto, el atlas VPM y la adhesión de todas las Comunidades Autónomas (CCAA) también lo podemos calificar como una innovación y una apuesta por desterrar la opacidad de información en el sector sanitario.

La Atención Primaria en sí misma es un claro ejemplo de innovación, si me permiten, de idéntico calado a las ya épicas figuras como Ignaz Semmelweis, obstetra del siglo XIX que impulsó el lavado de manos a la hora de realizar cuidados médicos y la enfermera inglesa Florence Nightingale, "La Dama de la Lámpara", que verificó cómo las condiciones de vida poco saludables (hacinamiento, falta de ventilación y pésima higiene) eran la principal causa de fallecimientos dentro de la tropa en los hospitales militares durante la guerra de Crimea. La función de filtro del médico de cabecera, junto con la existencia de la lista de pacientes (cupo), constituyen dos innovaciones ampliamente reconocidas. La primera por mejorar el valor predictivo positivo del trabajo de los especialistas en el segundo nivel asistencial[4], prevenir la fascinación tecnológica (costes incluidos), la mayor iatrogenia de ausencia de filtro[5] y ayudar a la sostenibilidad y eficiencia del sistema sanitario, y la segunda (la famosa iguala con varios siglos de historia) por ayudar entre otras a revertir la ley de cuidados inversos[6]. Favorecer traslados, cambios de cupo y dispersión de miembros de la familia entre todos los médicos del equipo (por equiparar cargas de trabajo) atenta contra la longitudinalidad, una faceta a preservar como oro en paño en el médico de cabecera.

La innovación en tecnologías de la información y comunicación, más concretamente la Web 2.0 y su prolífica blogosfera sanitaria, ha permitido una respuesta profesional de calma ante las alarmas injustificadas de las autoridades sanitarias nacionales e internacionales en tiempos de crisis sanitarias. Y nuevas moléculas han hecho obsoletos procedimientos quirúrgicos muy recientes, como los inhibidores de la bomba de protones y la cirugía del ulcus gástrico. La innovación también ha medicalizado la sociedad (psicofármacos por falta de empatía, tiempo y formación para hacer frente a conflictos familiares, laborales, litigios), ha convertido el riesgo en enfermedad y ha promocionado la "venta de enfermedad" con el fin de promover la venta de fármacos[7]. Otros claros ejemplos son los cribados injustificados: frente al diagnóstico en el que el paciente nos busca, actuamos con incertidumbre pero con el compromiso de hacer lo mejor que en ocasiones no es mejor salud, se impone la búsqueda del paciente con la promesa de no solo hacer lo mejor, sino que lo haremos más sano con el dolo de un balance beneficio-daño poco claro.

La aparición de las evaluaciones económicas constituye otra innovación del mundo de la gestión sanitaria, herramienta explícita para la priorización de alternativas según costes y consecuencias, en un contexto de recursos escasos y todavía asignatura pendiente para: 1) gestores y clínicos en lo que se refiere a interpretación de la literatura publicada al respecto, y 2) para los gobiernos que debieran considerarla preceptiva a la hora de financiar con dinero público toda innovación terapéutica y tecnológica. Se siguen dando resultados de los ensayos clínicos en términos relativos, con intervalos de confianza estadísticamente significativos, pero clínicamente irrelevantes, en lugar de presentar reducciones relativas de riesgo (RRR), reducciones absolutas de riesgo (RAR) y NNT[8], claras innovaciones a la hora de medir efectividad de intervenciones sanitarias, tan claras que no interesan. Y ¿por qué se sigue insistiendo en la dispensación por las oficinas de farmacia de dosis personalizadas cuando las mismas pruebas piloto diseñadas por el Ministerio de Sanidad obtienen resultados más que discretos?[9]. Estando de acuerdo con la ineficiencia actual en la dispensación de determinados principios activos, ¿no convendría más seguir explorando posibilidades y limitaciones antes de dar el salto final? Y en lo referente a innovación organizativa, hemos pasado de un seguro obligatorio de enfermedad con fuerte integración de la financiación y producción o provisión de servicios, a un Sistema Nacional de Salud (SNS) con transferencias de la gestión sanitaria a las CCAA y gran auge de reformas en la gestión pública: desde modelos gerenciales pasando por *cuasi* mercados (Informe Abril [1991]) hasta la privatización completa. La eclosión de formas jurídico-organizativas: consorcios, concesiones, fundaciones, arrendamientos, sociedades mercantiles, entes públicos, uniones temporales de empresas, etc. empieza a tener detractores que reclaman austeridad organizativa, alertan de la aparición de agotamiento del clínico por tanto cambio y denuncian poca evidencia de efectividad[10].

Innovaciones que funcionan y no se aplican

"En la mayoría de los casos la ignorancia es algo superable. No sabemos por qué no queremos saber"

Aldous Huxley

La empatía, que no la cordialidad, definida como la "identificación mental y afectiva de un sujeto con el estado de ánimo de otro" es una capacidad —parece ser más desarrollada en el sexo femenino, lo cual es motivo de enhorabuena dada la feminización de la profesión, y en especial de la Medicina familiar y comunitaria— que permite mejor comprensión del comportamiento o de la forma de tomar decisiones de un tercero. Esta habilidad es además tributaria de poder ser potenciada durante la formación del futuro profesional sanitario[11]. Formará parte de la calidad humana de la atención (la técnica se presupone) y que ha demostrado gran efectividad a un coste irrisorio: enseñar y aprender a comunicarse con los pacientes lleva pocos ECTS (*European Credit Transfer System*) en el grado; la práctica posterior para mantener esta habilidad es lo complicado. La evidencia empírica ofrece resultados llamativos tanto en el control de la hemoglobina glucosilada de los diabéticos como en el porcentaje de pacientes con niveles óptimos de colesterol LDL[12]. Quién sabe si en poco tiempo tendremos un indicador de pago por desempeño en el que los pacientes participen en la pregunta: ¿cómo de empático es su médico? Sorpresas habría. Mientras tanto, no estaría de más incorporar la faceta humanística en todos los futuros médicos, sobre todo en los de familia.

Retirar medicación con la certeza de no hacer daño es otro ejemplo de innovación poco desarrollada, y quién mejor posicionado que el médico de cabecera-general-de familia para llevar a cabo esta tarea. *Drugectomy,* definida como un cuidadoso proceso por etapas en el cual se despoja al paciente de medicamentos que se han ido acumulando a lo largo del tiempo[13]. "Farmacotectomía" para algunos blogs sanitarios de aquí[14], "desprescripción" para otros[15]. Diferentes acepciones cuya única finalidad es reducir la inadecuación de tratamientos de dudosa efectividad en determinadas etapas de la vida, reducción casi siempre capitaneada o que debiera ser capitaneada por los médicos generales. Es una manera de reducir costes y aumentar la calidad asistencial al mismo tiempo, como bien narra Anna García Altés en una de las entradas del blog Gestión Clínica y Sanitaria[16], nada que ver a priori con los recortes lineales para "salvar" a nuestro SNS. En general, desmedicalizar en sentido amplio supone *a priori* más ventajas, en términos de menor mortalidad, que inconvenientes a la vista del riesgo que conlleva en ocasiones entrar en contacto con un médico[17]. Como muestra de esta saludable y deseable innovación clínica que cuenta cada día con más adeptos, el reciente ensayo clínico de "poda" farmacológica del *Health Technology Assessment* (HTA) *Programme*, que en este caso ayudará a muchos de nuestros pacientes demenciados a estar expuestos a menor iatrogenia[18].

Los seminarios de innovación en Atención Primaria[19] fueron y siguen siendo claramente una innovación en materia de transmisión de conocimiento macro, meso y micro por parte de clínicos, gestores y académicos que combinan reconocido prestigio y absoluta libertad de expresión. Su principal objetivo: mejorar la práctica clínica y analizar y comprender las innovaciones en el mundo sanitario intentando dar respuesta a problemas de coordinación, organización y de toma de decisiones en la consulta. Resultan una muestra de inteligencia sanitaria tan escasa como necesaria, con gran impacto documental y esperemos que con efecto de transmisión de la antorcha, como ellos definen, a los profesionales más jóvenes. La blogosfera sanitaria (innovación tecnológica), ausente en sus comienzos, sin duda que contribuirá a ello. Dado que muchos de los lectores de este texto serán profesionales clínicos, sirvan de muestra las consideraciones de Javier Padilla (tabla 7-1) sobre la inteligencia sanitaria en la realización de la anamnesis, exploración física, petición de pruebas complementarias, prescripción de tratamientos y comunicación de información al paciente, siendo esto válido para todos los niveles asistenciales.

Tabla 7-1. Aspectos que caracterizan/deberían caracterizar/podrían caracterizar una consulta médica

Inteligencia sanitaria en la realización de la anamnesis	Mala anamnesis si: • Desigualdades en salud por diferencias socioeconómicas • No conocer la estructura familiar del paciente • Rehuir la visita domiciliaria • Atender al paciente por porciones
Inteligencia sanitaria en la exploración física	• Evitar chequeos en adultos sanos • Jerarquizar hallazgos exploratorios: razón de verosimilitud (LHR) • Evitar la pereza exploratoria
Inteligencia sanitaria en el manejo de las pruebas complementarias	• Historia clínica adecuada • Valores predictivos de las solicitudes. Prevalencia • La prueba debe cambiar el rumbo diagnóstico y terapéutico • Balance riesgo-beneficio de la prueba
Inteligencia sanitaria en la prescripción de tratamientos	• Rehuir innovaciones • Ensañamiento terapéutico del sufrimiento frente comunicación y empatía • Decisiones basadas en formación independiente
Inteligencia sanitaria en la comunicación de información al paciente	• El riesgo cero no existe • Utilizar números absolutos, no relativos: RRA y NNT • Adaptar los datos al paciente

Fuente: Seminarios de Innovación en Atención Primaria 2010. Disponible en: http://www.fcs.es/docs/jornadas/atencionprimaria/Javier_Padilla.pdf

En el terreno de la mesogestión, el cambio y la innovación organizativa de nuestro sistema sanitario ha sido tarea peligrosa, sobre todo por la rigidez institucional y la resistencia al cambio de los profesionales cómodamente asentados en un sistema estatutario que premia antigüedad y permite inmortalidad, claros incentivos para fomentar mediocridad, condición de fácil contagio y difícil cura en entornos de calidad media-baja.

La Ley 15/1997 sobre Habilitación de nuevas formas de gestión del Sistema Nacional de Salud ha servido para dejar atrás entornos altamente burocráticos (antiguo INSALUD) con sus ineficiencias y rigideces, y promover la competencia por comparación en ambientes de *cuasi* mercados dentro de un SNS, evitando los fallos de mercado de una sanidad privada. La mayoría de las experiencias han sido capitaneadas por hospitales, en forma de integraciones verticales donde el primer nivel asistencial ha quedado relegado al nivel más bajo de la cadena. Sin embargo en Cataluña, gracias a la modificación de la Ley de Ordenación Sanitaria de dicha CCAA de 1995, se crea un espacio de experimentación para todos aquellos profesionales con baja aversión al riesgo y con gran interés por desarrollar un modelo asistencial propio, capaz de satisfacer y motivar a todos los estamentos del centro de salud. Nacen así la Entidades de Base Asociativas (EBA), asociación de profesionales con personalidad jurídica y responsabilidad económica que gestionan un presupuesto asumiendo un riesgo en su gestión. Menor Enfermería y ánimo de lucro son algunas de las pegas que se le achacan a este modelo, lo cierto es que desde que el Servicio Catalán de Salud (CatSalut) somete a evaluación con diferentes indicadores a los diferentes proveedores de Primaria[20], la balanza se decanta hacia esta innovación organizativa a imitar en cuanto a accesibilidad y satisfacción, efectividad e integralidad, capacidad resolutiva y eficiencia. El debate está servido y no debería aplazarse más.

Existe también otro tipo de innovación organizativa, esa que permite "dejar de hacer para poder hacer" que aunque se resiste, poco a poco está entrando a formar parte del trabajo habitual de algunos centros de salud. Valgan de ejemplo experiencias a generalizar del tipo de gestión de la demanda espontánea[21] que posibilita la atención de baja complejidad por Enfermería, dejando tiempo al médico para atender la patología más complicada y mejorando así la función de filtro, fomento de los autocuidados, evitando el exceso de medicalización y la cronificación de los crónicos y promoviendo la disminución del grado de dependencia de la población de nuestro sistema sanitario.

En nuestro país, actualmente sumido en una crisis económica, las soluciones dadas para recortar el gasto se alejan del ideal: revisar la gestión de utilización de determinados procesos, reevaluar tecnologías de dudosa efectividad y autorización y financiación de innovación que realmente vale lo que cuesta. Tres ejemplos de innovación en época de crisis, ¡y sin ella!: El NICE nos muestra cómo es posible aumentar la calidad de la atención prestada en un contexto de ajuste presupuestario. Destaca sobre todo el apartado NICE *do not do recommendations*: procedimientos que debieran suspenderse por completo o no utilizarse de forma rutinaria con nuestros pacientes. Otras recomendaciones más recientes, como la lista "Top 5" de Atención Primaria para una prestación de más calidad y un mejor uso de recursos finitos sanitarios[22]. A nivel nacional valga la aportación de Salvador Peiró y Gabriel Sanfélix-Gimeno, referente a dónde recortar en farmacia, además de la obviedad de los precios: las cantidades, los tratamientos inadecuados y, sobre todo, los efectos adversos que según los cálculos ascienden en nuestro SNS a 19 millones de casos atribuidos a medicamentos, de ellos más de un millón serían graves y casi la mitad potencialmente evitables[23].

Llamativos son también los datos nacionales de devolución de fármacos a farmacias. ¡Atención, caducidad como primera causa!, le siguen la defunción, la finalización y cambio de tratamiento asumiendo el SNS cerca del 75% del coste total de lo dispensado[24].

Recientemente publicadas, las "Estrategias para una prescripción segura" del *National Prescribing Centre* (NPC) británico, bajo la tutela del NICE, nos ofrecen un decálogo muy simple, de sentido común que con toda seguridad conseguirá recortar por la vía de cantidades, errores e inadecuación (tabla 7-2). La versión hispana acotada a enfermedades infecciosas,

Tabla 7-2.

10 top tips for GPs – Strategies for safer prescribing *National Prescribing Centre (NPC)*	Decálogo de normas básicas de tratamiento con antibióticos *Guía de Terapéutica Antimicrobiana del Área Aljarafe 2011*
1. Keep yourself up-to-date in your knowledge of therapeutics, especially for the conditions you see commonly 2. Before prescribing, make sure you have all the information you need about the patient, including co-morbidities and allergies 3. Before prescribing, make sure you have all the information you need about the drug(s) you are considering prescribing, including sideeffects and interactions 4. Sometimes the risks of prescribing outweigh the benefits and so before prescribing think: 'Do I need to prescribe this drug at all?' 5. Check computerised alerts in case you have missed an important interaction or drug allergy 6. Always actively check prescriptions for errors before signing them 7. Involve patients in prescribing decisions and give them the information they need in order to take the medicine as prescribed, to recognise important side-effects and to know when to return for monitoring and/ or review 8. Have systems in place for ensuring that patients receive essential laboratory test monitoring for the drugs they are taking, and that they are reviewed at appropriate intervals 9. Make sure that high levels of safety are built into your repeat prescribing system 10. Make sure you have safe and effective ways of communicating medicines information between primary and secondary care, and acting on medication changes suggested/initiated by secondary care clinicians	1. Prescribir antibióticos solo cuando haya una sospecha razonable de infección 2. Antes de administrar la primera dosis de antibiótico hay que intentar obtener muestras de los tejidos sospechosos para cultivos 3. Los antibióticos se prescribirán siguiendo protocolos terapéuticos consensuados (recomendaciones o guías aceptadas o probadas) 4. Conocer lo antes posible (en 48-72 horas) los resultados microbiológicos 5. Una vez identificado el patógeno, seleccionar el antibiótico más apropiado, intentando utilizar un antibiótico con menor espectro de acción 6. Vigilar y valorar la eficacia de la antibioterapia prescrita (respuesta terapéutica a las 48-72 horas) 7. Para estimar la dosis del antibiótico hay que tener en cuenta la farmacocinética (función renal, hepática…). Vigilar la aparición de efectos secundarios 8. Limitar en lo posible la duración de la antibioterapia 9. Prevenir la aparición de infecciones nosocomiales y prevenir la transmisión 10. No hay que olvidar que: a. Con el tiempo, el uso de antibióticos determina la aparición de patógenos resistentes b. Los microbios que son resistentes a un antibiótico se harán resistentes a otros c. Una vez que aparecen patógenos resistentes desaparecen lentamente d. Cuando se administra un antibiótico a una persona su efecto alcanza a otras, y repercute en su entorno (animal, vegetal mineral)

Fuente: Hemos leído… (2011, 28 de junio). La sencillez de los decálogos sobre el uso seguro de medicamentos. Consultado el 30 de junio de 2011. Disponible en:
http://www.hemosleido.es/?p=879
http://www.npc.co.uk/evidence/resources/10_top_tips_for_gps.pdf
http://www.guiasalud.es/GPC/GPC_479_Terap_antimicrobian.pdf

también con decálogo para un uso seguro de antibióticos, la podemos encontrar en Guia-Salud (Biblioteca de Guías de Práctica Clínica del SNS). Elevado uso de antibióticos junto a elevadas tasas de resistencia hacen imprescindibles estas innovaciones en la gestión clínica diaria.

La desinversión sanitaria basada en la evidencia[25], por pérdida de eficacia, efectividad, seguridad, obsolescencia secundaria a desarrollo tecnológico o incumplimiento con la legislación vigente es otra innovadora muestra de garantía de calidad, transparencia y sostenibilidad. Base legal tenemos, ¿y de coger el toro por los cuernos?

Innovaciones que no funcionan y que siguen utilizándose. Otras que no creemos que funcionen y algunas por reinventar

"Tres clases hay de ignorancia: no saber lo que debiera saberse, saber mal lo que se sabe y saber lo que no debiera saberse"

François de la Rochefoucauld

A nadie se le escapa que podríamos dedicar un capítulo entero, incluso un libro, a innovaciones terapéuticas que no valen lo que cuestan o lo que aportan. No es este el propósito. Que la industria innove no debiera extrañar, es lo que tiene que hacer. Los beneficios son compatibles con una conducta ética que implica entre otras mejorar los estudios y la publicación imparcial de resultados. El problema es que una administración autorice y financie toda innovación prohibiendo posteriormente su prescripción, y esto se haga contando solo con una parte de los actores del sistema: los profesionales de la Atención Primaria. Alinear objetivos de salud con innovaciones terapéuticas a la vista de las autorizaciones se antoja a fecha de hoy todavía difícil. ¿Signo del fracaso del mercado farmacéutico para anticipar las necesidades insatisfechas y las demandas de los consumidores? ¿Cómo puede ser que 4 áreas como la Oncología, Hematología, Endocrinología y Enfermedades infecciosas acaparen el 46,8% de principios activos y el 38,4% de autorizaciones?[26] Mientras tanto, los británicos trabajando en un sistema de precios para tratamientos oncológicos que mida no solo eficacia, sino beneficios más amplios para la sociedad, evitando así el enojo poblacional y de los *tabloids* por los fármacos rechazados, en contraposición a lo que acontece en Estados Unidos, donde incluso cuando los precios son altos la demanda de medicamentos contra el cáncer sigue inelástica, gracias en parte a las ayudas que oferta la propia industria para costear la parte que no cubre el seguro[27]. La industria farmacéutica y la política sanitaria debieran de trabajar conjuntamente para el establecimiento de prioridades desde el punto de vista de salud pública.

Otras que no creemos que funcionen, en el sentido de que alineen correctamente clínica y gestión o produzcan beneficios para la salud sin conflicto de intereses. La publicidad directa al consumidor de medicamentos de prescripción conlleva un uso apresurado y generalizado de nuevos fármacos antes de que se conozcan completamente los riesgos y beneficios[28]. La historia está plagada de ejemplos con retiradas intempestivas, curiosamente emplazadas la mayoría de ellas en los EE.UU., país donde no existe legislación que prohíba la publicidad directa al consumidor. Si nos atenemos a la definición, el objetivo de la publicidad es vender, cosa algo alejada de lo que es informar para tomar una decisión que podrá ser más o menos certera. Por ejemplo, a pesar de tener herramientas terapéuticas para la deshabituación tabáquica, el método de mayor éxito utilizado por la mayoría de los ex-fumadores es dejar de fumar simplemente, sin necesidad de asistencia o ayuda[29]. En este caso concreto la publicidad directa puede llevar a medicalizar en exceso. Si a los médicos se nos pide ser cautos con los anuncios acerca de seguridad, eficacia y conveniencia de nuevos fármacos[30] y fallamos, ¿con qué instrumentos cuentan los pacientes para una elección acertada?

Guías de práctica clínica y comorbilidad. Vivir más supone la coexistencia de procesos mórbidos en un mismo individuo, la llamada comorbilidad, extremadamente importante dadas las asociaciones y su curso totalmente diferente al esperado: mayor prevalencia de ideación suicida en pacientes con enfermedad pulmonar obstructiva crónica, mayor riesgo cardiovascular en diabéticos con depresión mayor que sin ella, y todo esto manifestado en el uso de servicios, en tratamientos y en la calidad de vida. La comorbilidad es imperceptible para aquel que fracciona al individuo en la consulta en dependencia de su área de superespecialización y suele tener un mismo final: multitud de tratamientos, todos igual de prioritarios en dependencia de la fracción a donde van dirigidos. El médico general-de cabecera-de familia es al final el que puede imponer algo de racionalidad a esta esquizofrenia terapéutica y preventiva. La atención clínica y los ensayos clínicos suelen obviar la presencia de comorbilidad. Lo mismo ocurre con las guías de práctica, que están orientadas a la enfermedad, no al individuo. Alguna mención en algunas guías de la Sociedad Española de Reumatología, como la comorbilidad en las espondiloartropatías y en la artritis reumatoide y en Guíasalud en trastornos mentales, solo eso, mera mención pero nada formal y profundo. Algo de luz parece haber al final del túnel: en la página Web del Observatorio de Prácticas Innovadoras en el Manejo de Enfermedades Crónicas (OPIMEC) de la Dirección General de Planificación e Innovación Sanitaria, Consejería de Salud de la Junta de Andalucía, encontramos la puesta en común de lo que podría ser la reforma de atención al paciente crónico[31]. Esperemos no se quede en una mera declaración de consenso y pasemos a la acción.

Innovaciones que desbordan su indicación adecuada

"El capital no es un mal en sí mismo, el mal radica en su mal uso"

Mathatma Ghandi

La innovación tecnológica fascina tanto a políticos como a pacientes, incluso a médicos, probablemente estos últimos a los que más. Constituye factor de crecimiento del gasto sanitario no tanto por la tecnología en sí, sino por la generalización y el número de técnicas utilizadas por proceso, obviando alternativas hasta entonces efectivas. Y un efecto de sacar tecnología muy sensible y específica de contexto, a fin de cuentas, lo que genera es menor valor predictivo positivo (VPP), en ocasiones de igual magnitud a lanzar una moneda, equivalente a un VPP del 50% (fig. 7-1). La baja tolerancia a la incertidumbre, la espera expectante (pensar, esperar y observar según el juicio clínico) que ha caído en el olvido, no querer que le ocurra nada malo al paciente o a nosotros mismos (como expresión de Medicina defensiva) son ejemplos de las dificultades de practicar medicina *low cost* en la era de la alta tecnología[32].

La colonoscopia virtual, de gran utilidad diagnóstica en aquellos pacientes donde la colonoscopia total es inviable o entraña peligro (adherencias, debilidad de pared, etc.) vive una expansión sin igual en hospitales de EE.UU., incluso en entornos sin reembolso[33],y a pesar de su iatrogenia (radiación con potencial cancerígeno) cuando se usa de forma indiscriminada o con un balance riesgo-beneficio desfavorable. Que sepamos, la opción digital tampoco nos ahorra el mal trago de los catárticos. La ausencia de sedantes, lo indoloro de los rayos X y la posibilidad de reincorporación inmediata al trabajo tras la prueba virtual, tal y como explica la Biblioteca Nacional de los EE.UU. en la información para pacientes de MedlinePlus, ¿justifica un riesgo atribuible del 1 por 1.000 (que no consta en el consentimiento informado o no se explica previamente) para el desarrollo de un cáncer a lo largo de la vida?[34].

Otro claro ejemplo lo tenemos en la mamografía como método de cribado y el punto de corte etario para su realización. David Lawrence Sackett lo describía perfectamente en su libro *Clinical Epidemiology: A Basic Science for Clinical Medicine*: "...existen en el tiempo unos puntos críticos de la enfermedad fuera de los cuales no tiene sentido actuar en términos de ganancia de salud". Qué difícil va a ser para la *U.S. Preventive Services Task Force* (USPSTF) reformular la población diana después de años de agresivas campañas y adoctrinamiento de que la prevención no tiene riesgos, sobre todo después de observar unos resultados tan apabullantes entre las candidatas recién excluidas del cribado tras la

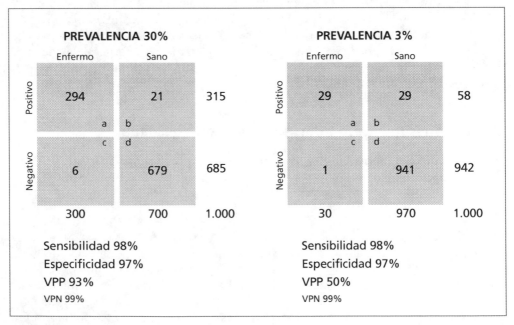

Figura 7-1.   Valores predictivos de la reacción en cadena de la polimerasa (PCR) para la detección de *Chlamydia* cuando llevamos la prueba de una consulta de enfermedades de transmisión sexual (prevalencia del 30%) a entornos de baja prevalencia. *Fuente: Grimes DA, Schulz KF. Uses and abuses of screening tests. Lancet. 2002;359:881-4.*

publicación de las nuevas guías: un 85% consideran inseguras las nuevas recomendaciones y un 86% no retrasará el cribado hasta los 50 por mucho que lo diga su médico[35,36]. ¡A la mierda la relación de agencia!, con perdón. Es el resultado de fomentar una cultura de prevención sin límites, y en el caso de la mamografía, obviar las altas tasas de falsos positivos con las consiguientes cascadas diagnósticas, la rotulación de una persona como enferma (cuando no lo está) y sus efectos secundarios[37], y el encarecimiento del valor inicial de la prueba: de cada 100 dólares empleados en cribado, 33 adicionales para evaluar los falsos positivos[38].

Por si fuera poco, escasos pero concluyentes comienzan a ser los estudios que evidencian que el cribado con mamografía por sí sola tiene poco impacto en la mortalidad por cáncer de mama. Innovación terapéutica y mayor eficiencia de los sistemas de salud saltan a escena como la explicación más plausible[39].

Pay for performance, pago por desempeño (P4P). Una innovación que debiera mejorarse o suspenderse cautelarmente hasta comprobar si debe ser implementada[40]. Desde luego, el mero aumento de la calidad de lo medido no tiene por qué correlacionarse con la calidad de la atención: registro de tabaquismo y disminución de enfermedades por tabaco. Además, en Atención Primaria la calidad va más allá del manejo de la enfermedad, también deberían tenerse en cuenta aspectos de prevención de enfermedades, de promoción de salud y las desigualdades en la distribución de la efectividad de los servicios de salud, la relación médico-paciente, aspectos estos poco o nada incluidos en los indicadores de pago por desempeño. Cobrar incentivos por desempeño no está exento de efectos secundarios: iatrogenia de más medicación para la consecución de metas y puede generar fraude por ingeniería documental, y como reflexión más importante, queda por demostrar el impacto en la salud de los pacientes y de la población. Sin embargo, nada más fácil que cambiar los resultados intermedios del *Performance* del P4P (glucosiladas menores que…, cifras de colesterol LDL en prevención secundaria, etc.) por los *Outcomes* del P4O (entendidos estos como impacto en salud) que ofrece incentivos para reducir eventos potencialmente prevenibles, que causan daño y elevan costes sanitarios[41].

No toda innovación, aun siendo válida, resulta del agrado de todo paciente. Con determinada edad la fascinación hacia la innovación decrece (menos salvoconductos a especialistas, radiaciones, venopunciones y exploración de orificios) de manera que, por ejemplo, observamos poca disposición en las personas mayores a tomar la medicación para la prevención primaria de enfermedades cardiovasculares, pero sí una mayor sensibilidad a sus efectos adversos[42]. Estos resultados sugieren que determinadas innovaciones deberían tener en cuenta aspectos como la polifarmacia, comorbilidad, síndromes geriátricos, es decir, innovación que ofrezca cantidad de vida ajustada por calidad y que tenga en cuenta las preferencias bien informadas del usuario.

A modo de conclusiones: si algo funciona, cópialo adaptándolo a tu entorno

La innovación en sanidad tiene la particularidad de ser excesivamente rápida en secuencia innovación-difusión, aun cuando no tenemos suficiente evidencia de sus resultados en salud. Se impone pues la cautela ante tanta creatividad investigadora.

No siempre es necesario convertir las ideas en valor cuando otros ya lo han hecho y funciona: también es virtuoso el que sabe adaptar y aplicar con éxito la innovación foránea. En sanidad la competencia por comparación favorece el benchmark y en España, si las 17 CC.AA. comparten o hacen pública su información, ofrecen muchas oportunidades para copia o imitación del éxito y aprender del fracaso, siempre con la cautela de la validez externa. Desgraciadamente la competencia tras la descentralización ha servido entre otras para aumentar prestaciones y diferenciarse en cartera de servicios. Esperemos que explicitar las variaciones en la práctica médica sirva de estímulo para un mejor gobierno de las administraciones autonómicas de salud.

Y a nivel internacional, puede ser más práctico y eficaz para cada país adoptar las mejores políticas llevadas a cabo por los países del entorno, intentar hacerlo como lo hacen los mejores en lugar de buscar reformas *Big-Bang* con pocas garantías de éxito[43]. Ahora en época de crisis, cuando más necesaria es la reencarnación de la Atención Primaria[44,45], volvemos a defraudar al primer nivel asistencial, al contrario que en otros países, donde la apuesta por el médico general es aún mayor tanto en el ámbito académico (estudiantes de Medicina con un médico de cabecera como tutor durante los años de grado tal y como acontece en Maastricht [Holanda]) como en el de gestión de recursos (80% del presupuesto sanitario en manos de consorcios formados por los médicos de cabecera que contratarían servicios de hospitales y especialistas); a todos se nos viene a la cabeza el Reino Unido. La Atención Primaria canadiense obtiene mala nota en la comparación internacional. El manual de innovación en Atención Primaria "2010, Picking Up the Pace"[46] constituye un ejemplo de casos reales todos ellos bajo la secuencia implementación-resultados-oportunidades-obstáculos y diseminación donde se comparten 47 experiencias y se aprende de aquellos que mejor desempeñan, con el fin de acelerar el cambio necesario en la puerta de entrada al servicio sanitario. Aparte de lo dicho en páginas previas, ¿qué tal si comenzamos por aquí?

BIBLIOGRAFÍA

1. Bernal E. ¿Cómo mejorar la efectividad (calidad) reduciendo la brecha de la investigación a la acción? Gaceta Sanitaria. 2008; 22 (Supl 1):19-26 PMID:18405549.
2. Cohen D, Carter P. How small changes led to big profits for insulin manufacturers. BMJ. 2010;341:c7139.
3. Gérvas J. Merck contra Laporte. O el derecho recíproco de réplica. Gac Med Bilbao. 2004;101:71-2.
4. Ortún V, Gérvas J. Fundamentos y eficiencia de la atención médica primaria. Med Clín (Barc). 1996;106:97-102.
5. Starfield B, Shi L, Grover A, Macinko J. The Effects of Specialist Supply on Populations' Health: Assessing the Evidence. Health Affairs. 2005;W5:97-107. Disponible en: http://content.healthaffairs. org/cgi/reprint/hlthaff.w5.97v1.
6. Gérvas J. Atención primaria de salud, política sanitaria y exclusión social. VI Informe FOESSA sobre exclusión y desarrollo social en España. Madrid: Fundación FOESSA; 2009. p. 359-80.
7. Moynihan R, Henry D. The fight against disease mongering: Generating knowledge for action. PLoS Med. 2006;3(4):e191.
8. Dowie J. The "number needed to treat" and the "adjusted NNT" in health care decision-making. J Health Serv Res Policy. 1998;3:44-9.
9. Peiró S, Sanfélix-Gimeno G, Bernal-Delgado E. Dispensación personalizada de medicamentos en las oficinas de farmacia: ¿una medida basada en la evidencia? Gac Sanit. 2011;25(2):176-7.

10. Minue S. El curanderismo político. El Gerente De Mediado. Disponible en: http://gerentedemediado.blogspot.com/2011/06/el-curanderismo-politico.html (Consultado el 22 de junio de 2011).
11. Borrell Carrió F. Empatía, un valor troncal en la práctica clínica. Med Clin (Barc). 2011. 136:390-7
12. Hojat M, Louis DZ, Markham FW, Wender R, Rabinowitz C, Gonnella JS. Physicians' Empathy and Clinical Outcomes for Diabetic Patients. Acad Med. 2011;86(3):359-64.
13. Sloan J. A Bitter Pill: How the Medical System is Failing the Elderly. Vancouver: Greystone Books; 2009.
14. Bravo R (2 de mayo de 2011). Farmacotectomía: también al final de la vida. Primum non nocere. Disponible en: http://rafabravo.wordpress.com/2011/05/02/7004/ (Consultado el 14 de mayo de 2011).
15. Woodward MC. Deprescribing: Achieving Better Health Outcomes for Older People Through Reducing Medications. J Pharm Pract Res. 2003; 33(4):323-8.
16. GCS - Gestión Clínica ySanitaria (2011, 29 de mayo).Cómo reducir costes y mejorar la calidad asistencial, por Anna García-Altés. Recuperado el 30 de mayo de 2011. de http://gcs-gestion-clinica-y-sanitaria.blogspot.com/2011/05/como-reducir-costes-y-mejorar-la.html
17. Argeseanu S, Mitchell K, Venkat KM, Yusuf S. Doctors' strike and mortality: a review. Social Sci Med. 2008;67:1784-8.
18. Banerjee S. Sertraline or mirtazapine for depression in dementia (HTA-SADD): a randomised, multicentre, double-blind, placebo-controlled trial. Lancet. 2011; 378 (9789):403-11.
19. Minué S, Gérvas J, Violán C. Primary Care Innovation Seminars: An experience in dissemination of knowledge on network [Online]. 2010 Disponible en URL: http://www.equipocesca.org/wp-content/uploads/2011/05/seminars-innovation-primary-care-2010-def.pdf (consultado el 24 de febrero de 2011).
20. Servei Català de la salut. Direcció de Planificació, Compra i Avaluació. Benchmarking dels equips d'atenció primària de la Regió Sanitària Barcelona. [Online]. 2010. Disponible en URL: http://www10.gencat.cat/catsalut/rsb/arxius/benchmarking_AP_RSB_2009.pdf (consultado el 22 de noviembre de 2010).
21. Institut Català de la Salut. Gestió de la demanda espontània. [Online]. 2009. Disponible en URL: http://www.gencat.cat/ics/professionals/pdf/gestio_demanda_espontania.pdf (consultado el 14 de diciembre de 2010).
22. The Good Stewardship Working Group. The "Top 5" Lists in Primary Care: Meeting the Responsibility of Professionalism. Arch Intern Med. 2011;171(15):1385-90.
23. Peiró S, Sanfélix-Gimeno G. Gasto = fármacos + coste de los EA + coste del fracaso. [Online]. 2011, 25 de mayo Disponible en URL: http://www.diariomedico.com/2011/05/25/area-profesional/gestion/gasto-farmacos-coste-de-ea-coste-del-fracaso (consultado el 7 de junio de 2011).
24. Coma A, Modamio P, Lastra CF, Bouvy ML, and Marino EL. Returned medicines in community pharmacies of Barcelona, Spain. Pharm World Sci. 2007;30:272-7.
25. Gutiérrez-Ibarluzea I. Desinversión basada en la evidencia en España. Aten Primaria. 2011;43:3-4.
26. Catalá-López F, García-Altés A, Álvarez-Martín E, Gènova-Maleras R, Morant-Ginestar C. Does the development of new medicinal products in the European Union address global and regional health concerns? Popul Health Metr. 2010;8:34.
27. The economist. The costly war on cancer. [Online]. 26 de mayo de 2011. Disponible en URL: http://rss.economist.com/node/18743951 (consultado el 2 de junio de 2011).
28. Mintzes B. Direct-to-consumer prescription drug advertising: is there evidence of health benefits? Essential Drugs Monitor No.031. WHO. 2010. [Online]. Disponible en URL: http://apps.who.int/medicinedocs/fr/d/Js4939s/7.5.html (consultado el 2 de marzo de 2011).
29. Chapman S, MacKenzie R The Global Research Neglect of Unassisted Smoking Cessation: Causes and Consequences. PLoS Med. 2010;7(2):e1000216.
30. Villanueva P, Peiró SW, Librero J, Pereiró I. Accuracy of pharmaceutical advertisements in medical journals. Lancet. 2003;361:27-32.
31. Documento de Consenso para la Atención al Paciente con Enfermedades Crónicas. [Online]. 28 de abril de 2009. Disponible en URL: http://www.opimec.org/equipos/comite-conferencia-cronicos/documentos/1577/#sec_5982_3 (consultado el 1 de julio de 2010).
32. Palfrey S. Daring to practice low-cost medicine in a high-tech era. N Engl J Med. 2011;364:e21.

33. McHugh M, Osei-Anto A, Klabunde CN, Galen BA. Adoption of CT colonography by US hospitals. J Am Coll Radiol. 2011;8(3):169-74.

34. Gervás J, Pérez Fernández M. Los daños provocados por la prevención y por las actividades preventivas. M Rev Innovación Sanit Aten Integrada. 2009;1(4):6.

35. Squiers LB, Holden DJ, Dolina SE, Kim AE, Bann CM, Renaud JM. The public's response to the U.S. Preventive Services Task Force's 2009 recommendations on mammography screening. Am J Prev Med. 2011;40(5):497-504.

36. Davidson AS, Liao X, Magee BD. Attitudes of women in their forties toward the 2009 USPSTF mammogram guidelines: a randomized trial on the effects of media exposure. Am J Obstet Gynecol. 2011;205:30.e1-7.

37. Haynes RB, Sackett DL, Taylor DW, Gibson ES, Johnson AL. Increased absenteeism from work after detection and labeling of hypertensive patients. N Engl J Med. 1978;299(14):741-4.

38. Elmore JG, Barton MB, Moceri VM, Polk S, Arena PJ, Fletcher SW. Ten-year risk of false-positive screening mammograms and clinical breast examinations. N Engl J Med. 1998;338:1089-96.

39. Autier P, Boniol M, Gavin A, Vatten LJ. Breast cancer mortality in neighbouring European countries with different levels of screening but similar access to treatment: trend analysis of WHO mortality database. BMJ. 2011;343: d4411.

40. Peiró S, García-Altés A. Posibilidades y limitaciones de la gestión por resultados, el pago por objetivos y el redireccionamiento de los incentivos. Gac Sanit. 2008;22 Supl 1:144-56.

41. Nash D. P4P Versus P4O. [Online]. 2011. Disponible en URL: http://www.medpagetoday.com/Columns/26820 (consultado el 7 de junio de 2011).

42. Fried TR, Tinetti ME, Towle V, O'Leary JR, Iannone L. Effects of Benefits and Harms on Older Persons' Willingness to Take Medication for Primary Cardiovascular Prevention. Arch Intern Med. 2011;171(10):923-8.

43. OECD. Health care systems: Getting more value for money. OECD Economics Department Policy Notes. 2010; 2.

44. Hernansanz F. Crisis económica y modelo agotado: oportunidad de oro para reorientar el sistema sanitario, si se puede. Medicina General. 2011;135:39-48.

45. Ortún V. Atención Primaria y gestión: pleonasmo conceptual y oxímoron práctico. Medicina General. 2011;140:516-25.

46. Canadian Health Services Research Foundation (CHSRF). Casebook of Primary Healthcare Innovations. Picking Up the Pace. How to accelerate change in primary healthcare. 2010.[Online] . Disponible en URL: http://www.chsrf.ca/Libraries/Picking_up_the_pace_files/CasebookOfPrimaryHealthcareInnovations.sflb.ashx (consultado el 3 de diciembre de 2010).